Inhalt

Vorwort

Spirituelle Depression – ein zeitgemäßes Thema! Denn in unserer Zeit haben viele Menschen den Kontakt zu ihrer Tiefe verloren. Von den Anforderungen der Außenwelt besetzt, vermögen sie nicht mehr nach innen zu leben, haben die Verbindung verloren zum Quellbereich ihrer eigentlichen Wirklichkeit, zum überweltlichen Leben.

Die Folge dieses Getrenntseins ist dann oft eine besondere Form der Depression, die ich einmal das verhinderte Christuslicht nennen möchte oder das verhinderte Fühlen des anwesenden Christus. Der Mensch fühlt sich in Dunkelheit gefangen.

Jede Dunkelheit aber meint ein Licht, das jetzt nicht gesehen wird, das aber *da* ist. Das Christuslicht ist in jedem von uns – aber das muß man *wissen.* Deshalb gibt es nichts Fruchtbareres als Zeiten der Verdüsterung, wenn sie zum Antrieb werden, die Dunkelheit vor dem Hintergrunde eines Licht-Wissens zu erleben. Licht für sich allein ist nicht fruchtbar. Wir *können* das Licht nur erfahren auf der Basis des erlebten Dunkels. Dann aber wird die Krise zum Geburtsfeld für eine Kraft, die man gar nicht so genau kennt und auch gar nicht so genau kennen soll, weil ein Teil dieser Kraft davon lebt, daß man sie *nicht erkennt.* Aber als überpersönliche, überinhaltliche Kraft können wir sie *spüren.*

Wir haben in uns selbst als Menschen eine Form, die meisterlicher Natur ist, die die Weisheit hat, mit allen Situationen des Lebens fertig zu werden. Wenn wir etwas falsch machen, wissen wir es im Grunde genau, sofern wir auf unsere innere Stimme hören.

In diesem Zusammenhang kann Depression, die als Ausdruck der verhinderten Expression uns auf einen Mangel hinweisen will, eine wichtige Vorstufe sein für das Freisetzen der verhinderten Kraft zum Leben-Wollen.

Depression als Stimmung ist Trägerin von negativen Inhalten, die uns quälen. Hier gibt es zunächst nichts anderes zu tun, als diese Krise als Krise erst einmal anzunehmen, sie auszuhalten und sie wirken zu lassen – durch sie hindurchzugehen. In dem

Moment, in dem die negative Stimmung als solche bewußt wird, ist auch die Kraft da, um aus ihr herauszukommen: Es fehlt dir etwas – du weißt noch nicht, was es ist –, nun laß dich einfach einmal nieder und begib dich ins *Horchen.* Es ist ein Sinn der Krise, daß der Mensch gezwungen wird zum Horchen. Wo er sich auf das Horchen verlegt, wird der Kopf frei von Gedanken und äußeren Bildern. Das Ohr reicht tiefer hinab als das Auge, und wenn wir uns zu unserer Tiefe hin öffnen, weckt dieses Horchen auch innere Bilder, die eine Botschaft der Seele sind. In der Leere wird etwas gesagt, was wir *hören* sollen, um ihm dann zu *gehorchen.* Wer den inneren Meister findet, der meistert das Leben.

Wer in einer Depression steckenbleibt, kann das Positive, das *auch* in ihr liegt – den Auftrag zur Wandlung –, nicht annehmen. Ein Mensch aber, der diesen Dunkelheiten standhält und durch sie hindurchgeht, ist ein anderer als vorher. Er erreicht eine andere Ebene, und in dem weiteren Horizont, den er dann hat, wenn er höher steht, wird er vieles unterbringen können, was in einem engen Horizont keinen Platz hat. Das Negative wird sich ihm verwandeln in positive Inhalte. Und je mehr wir das Licht zulassen, desto weiter wird der Horizont.

Lebens-Nacht und Krise können nur vom Göttlichen her überwunden werden, sie verschwinden mit seinem Erscheinen. Wenn Christus die eigentliche Wirklichkeit repräsentiert, dann ist die wahre Wirklichkeit Licht, und Dunkelheit ist Getrenntsein vom Licht. Christus ist überwundene Dunkelheit, der Sinn, der hinter der Dunkelheit liegt. Er ist der Inbegriff des Leidens, aber auch Inbegriff des Glückes im überwundenen Leiden.

Wir müssen lernen, von einem kindlich-gegenständlichen Christus*bild* wegzukommen in eine tiefe Beziehung zur Christus*wirklichkeit,* die uns zuinnerst trägt und beseelt. Auf diesem Wege wird der »innere Christus« gefunden – das ist ein menschliches Wort, das wir benutzen, um hinzudeuten auf das Tiefste, das uns widerfahren kann: das Göttliche.

Wann bin ich Gott nahe? Ich bin ihm nahe, wenn ich am glücklichsten bin und voller Licht. Im Gebet sein bedeutet noch nicht, daß wir Gott nahe sind, sondern vielleicht gerade, daß er fern von uns ist und wir ihn suchen.

Beten, Meditieren oder das Arbeiten mit inneren Bildern, wie das vorliegende Buch es tut, sind Teil des Weges, uns Gott zu nähern, auf dem wir nie ankommen, immer nur weitergehen können. Aber wenn wir ins Licht kommen, ist große Dankbarkeit geboten und große Wachsamkeit, daß wir nicht wieder abkommen von der Richtung, in die uns die Präsenz Christi führt. Man ist in der richtigen Richtung nicht in der Selbstzufriedenheit, sondern wenn man sich immer wieder angetrieben fühlt zum Weitergehen: Es genügt noch *nicht.* Es ist eine Richtung zu leben, die wir innen *spüren.*

Der Mensch ist auf Gott hin angelegt, und immer da, wo er vom Wege abkommt, erhält er, wenn er es wahrnehmen will, ein Zeichen. In diesem Prozeß des Durchschreitens der Dunkelheiten kommen aber auch immer mehr Zeichen der Fügung und Führung, und indem wir sie wahrhaben und annehmen, wird Gott sichtbarer und sichtbarer. Menschen, die auf diesem Weg sind, sind dann selbst wieder Zeichen – Zeichen für die Gottbezogenheit des Menschen, der das, was er in seinem Leben an Gutem und Schwerem erfährt, in dieser Gottbezogenheit auch fruchtbar widerspiegelt. Er wird zum Zeugen des Lichtes, zu dem nur derjenige werden kann, der das Dunkel erlebt hat.

Todtmoos-Rütte, November 1986

KARLFRIED GRAF V. DÜRCKHEIM

Einleitung

Die tollsten und ergreifendsten Dramen spielen bekanntlich nicht im Theater, sondern in den Herzen bürgerlicher Menschen, an denen man achtlos vorübergeht, und die höchstens durch einen Zusammenbruch der Welt verkünden, was für Schlachten in ihrem Inneren geschlagen werden.

C. G. Jung, Briefe II, 195

Und solang du das nicht hast,
Dieses Stirb und Werde,
Bist du nur ein trüber Gast
Auf der dunklen Erde.

Johann Wolfgang Goethe

In diesen starken Bildern sprechen hier zwei Menschen über das gleiche Thema: über den tieferen Sinn von Krankheit, Leiden und Not, deren Wurzel vor allem in der heutigen Zeit nur allzuoft im Sinnverlust, in der Stagnation oder in der geistigen Trägheit zu suchen ist und deren tiefster Sinn darin liegt, *das Ganze zu retten und einen geistigen Menschen hervorzubringen.*

Das heißt: Hier wird nicht die negative Seite von Krankheit und Krise beschworen, sondern die positive, konstruktive – die geistig erneuernde. Sie dient dem Werden der Persönlichkeit und dem Wachsen des inneren Menschen. Das »Stirb und Werde« wird zur heilenden Umgestaltung und zur auf Reife hindrängenden Wandlung. Solche Wandlung ist unausweichlich menschlicher Auftrag, sie ist Metanoia: Kehrt (euren Sinn) um! So hat schon Johannes der Täufer gepredigt: »Ändert euch bis ins Innerste! Er ist nahe! ... Macht den Weg frei für den Herrn! Macht eben alle Wege!« (Johannes 3,2–4). Und Jesus selbst sagt: »Ändert euch! Kehrt um! Macht Ernst damit, daß ihr vor Gott steht und Gott mit euch spricht« (Johannes 4,17).

Wir wissen es alle: Veränderung geschieht nicht von selbst, ja wir können davon ausgehen, daß sich ohne Not nichts verändert. Umgekehrt: Not verändert, und Veränderung ist not-wendig (Not wendend). Darin liegt die Rechtfertigung der Aussage, daß Krankheit, Leiden, Schmerz und Trauer sinnvolles Schicksal seien; sie fordern heraus zu einer individuellen Sinngebung – ein Gedanke, der in unserer leistungsbezogenen, außenorientierten Welt wenig verankert ist.

Unsere heutige Wohlstands- und Verbrauchsgesellschaft geht aus von der inzwischen schon beinahe traditionellen Wertung, daß Gesundheit und Wohlbefinden ein Besitz seien, auf den wir ein Recht haben. Krankheit und Leiden sind dann nur Verlust von Funktionsfähigkeit, eine Störung also, die nur negativ erfahren wird und um jeden Preis bekämpft werden muß.

Meistens wird der – neben den unangenehmen Symptomen – in der Krankheit mit eingeschlossene Sinn übersehen, ein sehr individueller Sinn, den jeder Mensch nur für sich selbst herausfinden und den er oft nur durch die Krise hindurch erfahren kann.

Wir sind gewohnt, im Bereich der Krankheit die Sprache des Habens zu gebrauchen:

- Wir *haben* eine Krankheit.
- Wir *haben* Schmerzen, Probleme und unsere Krisen.
- Jemand *hat* Gallensteine, sechs zum Beispiel; man kann sie zählen, wie man einen Besitz zählt.

Hier wäre dann auch die medizin-psychologische Bezeichnung vom »Krankheitsgewinn« anzusiedeln. Aber dieser Gewinn ist nicht als Positivum zu verbuchen, denn auch im sogenannten Gewinn (wenn ich Kopfweh habe, muß meine Familie Rücksicht auf mich nehmen) bleibt der Schmerz eine ungewollte und leidvolle Realität.

Eine Folge dieser Sichtweise ist die, daß Krankheit als Gegensatz von Gesundheit gesehen wird. Krankheit und Gesundheit sind sich gegenseitig ausschließende Werte.

Anders ist es, wenn wir von Gesund*sein* und Krank*sein* sprechen. In der Sprache des Seins liegen Dynamik und Wechselwirkung. Kranksein und Gesundsein schließen sich nicht aus, sondern stehen in wechselseitiger Beziehung, nehmen zu oder ab, es überwiegt einmal das eine und einmal das andere. Diese Betrachtungsweise führt uns weg von der Ebene der reinen

Funktionalität und hin zur Dimension der inneren Motivation: Einstellung, Haltung und Lebensqualität werden anders gesehen, anders gewichtet und eingeordnet und folglich auch anders erlebt.

Die Krankheit, der Schmerz, die ich *habe*, können leichter weggeschoben und an Dritte überantwortet werden. Ich brauche dann nicht zu trauern, ich brauche nichts zu verändern. Auf der Seinsebene – ich *bin* krank – geht es unmittelbar um *mich*. Ich bin betroffen, ich bin gemeint: Was kann ich selbst tun, damit ich mich besser fühle, weniger krank bin, Trauer nicht verdränge, sondern durch sie hindurchgehen kann?

Die Frage lautet dann nicht:

– Was habe ich nicht, das man mir geben muß?

sondern:

– Was will mir diese Krankheit sagen? Wo fühle ich einen Mangel, der mich quält? Und was kann und muß ich zulassen, um selbst mit dem Leiden fertig zu werden?

Georg Groddeck, den man heute den »Vater der Psychosomatik« nennt, geht davon aus, daß Krankheit ein *Symbol* ist – ein Zeichen also, in dem sich etwas anderes ausdrückt: nicht nur der Mangel an Gesundheit, sondern auch ein Mangel auf der Ebene des Seins. Die Krankheitssymptome sind Zeichen dieses tiefer liegenden Mangels, etwa einer nicht zugelassenen Trauer oder eines einseitig gelebten Lebens, in dem die unterdrückte Seite unserer Existenz zu kurz kommt.

Solche Symptome einseitigen Lebens kennen wir alle in unserem Lebens- und Berufsalltag:

– Wir sind *gestreßt* durch ein Leben, das zuviel Aktivität und Außenorientierung von uns verlangt, haben keine Zeit mehr für uns selbst, verlieren den Zugang zu unserem Innenleben und damit zu einem wesentlichen Teil unserer Existenz. Wir leben nicht mehr wirklich selbst, sondern werden von außen her gelebt. Natürlich geht es uns dabei auf die Dauer nicht gut, und darauf reagieren wir, und zwar in Reaktionsformen, die man als symbolhaft bezeichnen kann.

– Wir reagieren, indem wir wegschieben, was uns bedrängt, zum Beispiel durch mehr oder weniger angepaßte *Aggression* oder, was heute fast häufiger ist, mit *Depression*, das heißt mit unbewußter Trauer.

– Wir leiden am sinnlosen Leben, verstricken uns mehr und mehr in aussichtslose Isolation und Resignation. Der Mensch, der darin steckenbleibt, wird krank. Dafür hat die moderne Krankheitslehre den Begriff der Erschöpfungsdepression geprägt, deren wichtigste Auslöser die nicht geweinten Tränen, die verschluckte Trauer sind.

Diesem Leiden kann häufig nicht mit den üblichen Medikamenten und Therapien abgeholfen werden. Es kann sogar sein, daß der Kranke, als »therapieresistent« oder mit dem Prädikat »psychisch« abgestempelt, auf sich selbst zurückgeworfen wird, gerade dann, wenn er Hilfe und Zuwendung am nötigsten hätte, denn seine Symptome sind im tiefsten Hilfeschreie seiner Seele – einer Seele, die in einseitig gelebtem Leben zu kurz gekommen ist, zutiefst traurig ist und der Hilfe bedarf.

Aber welche Hilfe gibt es da?

Wir wissen: Schmerz und Leiden können im letzten nicht rational, streng sachlich und wissenschaftlich bewältigt werden. Es bleibt ein zu großer Rest, der der Verarbeitung in der existentiellen Auseinandersetzung bedarf, und es bleibt jener Rest, der, wenn er angenommen wird, ein Geschehen auslösen kann, das den betroffenen Menschen von Grund auf zu verändern vermag. Von Grund auf, das heißt aus der Tiefe des schöpferischen Urgrundes, wie C. G. Jung sagt, über dessen Kraft und Tiefe nur das Symbol etwas aussagen kann. Denn so, wie der Mangel sich im Symbol der Krankheit zu erkennen gibt, kann auch Heilung und Wieder-Ganzwerden über den Weg der zugelassenen Symbole geschehen – nicht über das Symbol als abstrakter Begriff, sondern im Zulassen seines Auftauchens aus der Tiefe, in dem die konkret-personale Wirklichkeit aufleuchtet.

Im Ernstnehmen dieser Wirklichkeit können Blockaden – blockierte Lebenskraft, angestaute Emotionen, zurückgehaltene Trauer – gelöst und zu neuem Leben gewandelt werden.

Einen solchen Weg möchte dieses Buch beschreiben, zunächst in den allgemeinen Voraussetzungen und dann in einer Bildgeschichte – Ausdruckszeichnungen einer Frau –, die in eigenartiger Klarheit und mit fast zwingender Dynamik auf eine neue Ganzheit hinstrebt und damit auf eine neue Möglichkeit der Lebensbewältigung und Lebensgestaltung.

Gesundheit und Krankheit als Teil des einen Lebens

Gesundheit als Erleben

Vielleicht muß ihn [den Menschen] – nennen Sie es wie immer – das Schicksal oder das Unbewußte oder Gott ganz gehörig auf die Nase und in den Dreck fallen lassen, weil nur ein massives Erleben anschlägt und ihn aus seinem Infantilismus herausreißt und reifer macht. Wie soll ein Mensch erfahren, wie nötig er eine Erlösung hat, wenn er selbstsicher meint, er brauche von nichts erlöst zu werden?

C. G. Jung, Ges. Werke IX, 114

Dieses Auf-die-Nase- oder In-den-Dreck-Fallen, von dem Jung hier spricht, ist ein Bild dessen, was wir mit Krankheit oder Unfall (körperliche Komponente) einerseits und mit seelischem Tief oder Depression (psychische Komponente) andererseits bezeichnen können. Jung legt dabei den Schwerpunkt nicht auf das objektive Geschehen, wie es die moderne Medizin tut, sondern auf das *Erleben* und *Erfahren* sowohl der negativen wie – im Hindurchgehen – auch der positiven Seite.

Solchem Erfahren und Erleben begegnen wir in den Aufzeichnungen einer etwa 40jährigen Frau – nennen wir sie Elischeba. Sie beschreibt nach einem langen, scheinbar hoffnungslosen Ringen um Gesundheit und Lebenskraft ihre neue Erkenntnis: Gesundsein, Ganzsein und Lebendigsein sind tiefstes Erleben und zugefallenes Geschenk. Sie spricht von »Wunder«, Jung von »Erlösung« – verschiedene Worte für die gleiche Erfahrung: Ich *bin* gesund, und ich weiß es deshalb so klar und sicher, weil das im Kranksein blockierte und verlorengeglaubte Lebensgefühl wieder zurückgekehrt, vielleicht erst jetzt zu lebendigem Erleben erwacht ist.

»Ist es nicht wie ein Wunder, was ich erfahre – staunend stehe ich vor dem, was geschehen ist: ich spüre Leben, lebendiges Leben! Jetzt, im nachhinein, wo ich staunend vor dem stehe, was geworden ist, bin ich geneigt zu sagen, daß meine Seele stark ist.

Wie hätte sie sonst all das überstehen können – all diese Angst, diese Not, diesen Schmerz, diese Erschöpfung! Ich war krank, und jetzt – jetzt bin ich gesund: gesund, lebendig – voller Freude und Glück! Leben, spürbares, quirlendes Leben als Geschenk: Gnade!

Niemand weiß, ahnt, was mir geschehen ist – und wer ahnte schon, es sei denn, er erführe es selbst – daß das Leben so unmittelbar und neu erfahren, ja erlebt werden kann. Ich denke an ein Wort eines alten Meisters: ›Nichts hat sich verändert und alles hat sich verändert.‹ Alles, einfach alles! Ich spüre Ganzheit und weiß gleichzeitig, daß es keine Ganzheit gibt ohne das Kreuz, ohne dieses Hindurchgehen durch die Gegensätze, an denen ich mich wundgerieben hatte bis zum körperlichen Zerbrechen. Und nun: Alles – ohne daß ich weiß, was dieses Alles ist (meine Seele?) – alles weist darauf hin, daß die Ganzheit mich eingeholt hat. *Ganzsein, Gesundsein, Leben,* sind sie nicht identisch? Sie sind es, und ich stehe darin, mehr noch: ich bin mitten darin, ich bin Harmonie, Freude, und ich erfahre Lust und eine schöpferische Kraft. Inkarnation – Menschwerdung! Welch ein Wunder! Ich weiß aber auch, daß diese nie vorher erfahrene Wirklichkeit eines Tages Erinnerung sein wird. Die Wirkung dieser Erfahrung aber wird bleiben. ›Siehe, ich mache alles neu‹ – das ist nicht Vergangenheit, nicht Vergänglichkeit, sondern ein Kontinuum – etwas, das aus dem Heute hervorquillt: ›ein Strom lebendigen Wassers, ein Strom lebendigen Seins‹.«

So beschreibt diese Frau ihre neue Erfahrung von Gesundheit. Gesundheit ist hier nicht mehr ein Besitz, den sie *hat,* sondern etwas, *was sie ist.* Nicht von Organfunktion und Störungsfreiheit schreibt sie, sondern von der Kraft des Erlebens und Erleben-Könnens. Sie bildet hier eine neue Definition von Gesundheit: Gesundsein als die Fähigkeit, bis zum tiefsten Kern des Erlebens vorzudringen, unmittelbar und höchst betroffen im vollen Gewahrsein ihrer selbst: *ich bin, ich lebe,* auch in der Erfahrung ihrer Krankheit.

Elischeba beschreibt nicht nur, was sie als Gesundsein erlebt, sie malt auch, wie sie in der Zeit der Krankheit und Depression geschrieben und gemalt hatte. Wir werden sie im zweiten Teil dieses Buches auf diesem Weg ein Stück weit begleiten können. Zu ihren hier zitierten Aufzeichnungen malte sie ihre letzten Bilder.

43 und 44: Einbruch des Wunders; Veränderung und Verwandlung: es geschieht mir.
45: Menschwerdung – Gottesgeburt im Seelengrund: ich erlebe neues Werden.
46 und 47: Einheit und Ganzheit – Erfahrung der Gottinnigkeit: ich erfahre Kraft aus der Tiefe – Mitte und Wurzel (Wurzel = radix = radikal).
48: Vereinigung der Gegensätze innen und außen – Einschau in Gottes lautere Klarheit: ich bin erlöst.

In diesen Bildern kommt auch der religiöse Anteil zum Ausdruck: Krankheit als Möglichkeit zur Rückbindung (religio = Rückbindung) an den Wesenskern menschlichen Lebens und Seins, wodurch erst eigentlich ganzheitliches Menschsein möglich wird – eine Ganzheitsschau, in der sowohl das *Heil* wie die *Heilung* ihren angestammten Platz wieder einnehmen.

Krankheit und Krise – Gefahr und Chance

Krankheit als Flucht – die Geschichte von Jona

Das Wort des Herrn erging an Jona: Brich auf, wandere nach Ninive, der großen Stadt, und predige gegen sie! ... Da brach Jona auf, um nach Tharsis zu fliehen, von Jahwe fort. Und er ging nach Jafo, fand ein Schiff, das nach Tharsis ging, stieg ein, um nach Tharsis zu fliehen, von Jahwe fort. Doch Jahwe schleuderte einen großen Wind aufs Meer, und das Schiff drohte zu zerbrechen ... Dann nahmen sie Jona und warfen ihn ins Meer. Und das Meer hörte auf zu toben ... Jahwe aber hatte einen großen Fisch bestimmt, Jona zu verschlingen. Jona war im Bauch des Fisches drei Tage und drei Nächte. Dann betete Jona vom Bauch des Fisches aus. Dann sprach Jahwe zu dem Fisch, und dieser spie ihn ans Land.

Aus dem Buch Jona

Das Buch Jona gehört zu den Lehrgeschichten der Bibel. Hier wird beispielhaft das dargestellt, was wir die »Notwendigkeit der Veränderung« nennen könnten. Abraham Maslow, der sich mit dieser Geschichte unter dem Stichwort »der Jona-Komplex« auseinandergesetzt hat, betrachtet sie als einen unbewußten Versuch, unseren eigenen vorwärtsdrängenden Möglichkeiten auszuweichen: »Wir haben Angst vor unseren höchsten Möglichkeiten ... Im allgemeinen fürchten wir uns, das zu werden, was wir in unseren vollendetsten Augenblicken flüchtig schauen können ... Und dennoch erschauern wir gleichzeitig vor Schwäche, Scheu und Angst vor denselben Möglichkeiten. So laufen wir vor der Verantwortung davon ... So wie Jona – vergeblich – vor seinem Schicksal davonzulaufen versuchte.«[1]

1 Maslow, A. H.: The Farthest Reaches of Human Nature, New York 1971, S. 35f. deutsch in: Dossey, L.: Wahre Gesundheit finden, München 1986, S. 99

Die Geschichte ist nicht Vergangenheit: Ninive ist überall, Jona ist jedermann. Die archetypische Symbolik des Fallens ins Meer und des Aufenthaltes im Bauch des Walfisches kann auch dem heutigen Menschen in seiner individuellen Lebenssituation zur persönlichen Erfahrung werden.

Die Geschichte von Jona ist selbst schon die Variation eines viel älteren Mythos[2], in dem die Sonne allabendlich von der Finsternis der Nacht verschlungen wird, um am Morgen aus dem Dunkel neu wieder hervorzugehen. In diesem Verschlungenwerden spiegelt sich eine typisch menschliche Erfahrung. Die Gestalt des Jona ist Sinnbild eines jeden Menschen, der, wie Maslow es interpretiert, seinen in ihm angelegten Möglichkeiten ausweicht und, aus welchem Grunde immer, hinter ihnen zurückbleibt. Er tut Dinge, die ihm nicht (oder nicht mehr) entsprechen. Wer kennt diese Erfahrung nicht: Eigentlich wissen wir innerlich, was wir tun müßten, aber wir tun es nicht.

Die Geschichte von Jona beschreibt eine Verdichtung solcher Erfahrungen. In den Bildern begegnen wir unseren eigenen Lebensmustern (Archetypen):

1. Ninive: der Auftrag, die neue Richtungsweisung, das, was in der jetzt bestehenden Situation zu tun wäre.
2. Die Flucht nach Tharsis: das Ausweichen, die Ausflüchte wie zum Beispiel: Ich *kann* das gar nicht tun, weil ich ja durch diese andere wichtige Sache daran gehindert werde.
3. Der Wind, der Sturm, das Meer: Die sich aufbäumende Natur des Menschen, Gefühle der Angst, der Schuld, der Aussichtslosigkeit vermischen sich, der Mensch fällt schließlich ins Bodenlose.
4. Der Fischbauch, das Verschlungenwerden: Der Mensch versinkt, regrediert. Häufig geschieht das auf sehr subtile Weise, indem er die Folgen seines Tuns ignoriert (es ist gar kein Schaden für mich, daß ich das, wovon ich abgehalten werde, nicht tun kann). Das Versinken kann aber auch offensichtliche Gestalt annehmen: Der Mensch wird krank oder er fällt in die Depression.
5. Wieder an Land: Wieder Boden unter den Füßen finden. Der Betroffene kehrt als ein durch dieses Erleben gewandelter Mensch

2 vgl. Steffen, U.: Jona und der Fisch. Der Mythos von Tod und Wiedergeburt, Stuttgart 1982

an die Oberfläche zurück mit einem neuen Lebensverständnis und Lebensgefühl. Es kann zwar sein, daß sich auch nach dem Aufenthalt im Fischbauch, zum Beispiel nach einem durchgemachten Herzinfarkt, nichts verändert und ein Mensch weiterlebt wie bisher, also bis zum nächsten Herzinfarkt. Wo aber der Durchgang wirklich gelingt, erfährt der Mensch eine neue Seinsdimension, die ihn zu verändertem Tun veranlaßt.

Auch Elischeba stößt in ihrem Heilungsprozeß malend an diese Thematik heran:

Bild 23: Im Bauch des Fisches – Rückzug – wie ein Kind im Mutterschoß. Hier kann es wachsen und werden. Und wenn der Fischmund sich öffnet, ist es gewachsen, er-wachsen, kann neu geboren werden. Diese Deutung des Fisches ist auch deshalb naheliegend, weil das hebräische Wort für Bauch auch Schoß, Mutterschoß bedeutet. Im Schoß der Mutter durchläuft der Embryo die Zeit der Reifung bis zum Heraustreten seiner Gestalt in der Geburt.

Bild 24: Das Tor zur Freiheit öffnet sich – Befreiung für den, der die Krise durchgestanden hat. Ein neuer Mensch wird nur langsam und (wie die folgenden Bilder zeigen werden) nur unter großen Mühen. Denn mit der Flucht zurück in den Mutterschoß sind keine Probleme gelöst, allenfalls ist Zeit gewonnen, um neue Kräfte zu sammeln.

Wer eine Krise durchzustehen hat, braucht Zeit, vielleicht viel Zeit. Krankheit wird dann zur Gelegenheit, sich zurückziehen zu dürfen, die anstehenden Aufgaben anderen zu überlassen, bis man wieder festen Boden unter den Füßen gefunden hat. Solches Loslassen-Müssen kann für den Betroffenen zur neuen Zerreißprobe werden: »Draußen die Bemitleider, die Starken, die Erfolgreichen ...«, schreibt Elischeba. Sie gibt damit der Erfahrung Ausdruck, daß man auf diesem Weg im tiefsten und letzten alleingelassen ist, denn niemand kann diesen Weg stellvertretend für einen anderen gehen. Den Prozeß solchen Neuwerdens kann ein anderer wohl begleiten, abnehmen kann er ihn nicht. Hier gilt es – für den Betroffenen wie für den Begleiter –, die Hilflosigkeit auszuhalten in Geduld, im Zeitlassen. Wirkliche Veränderung geschieht nicht im Eiltempo, nicht an der Oberfläche. Nur wer tief zu tauchen gezwungen ist und das aushält, wird als neuer Mensch auftauchen, wird im Durcharbeiten und im Hindurchgehen auf den rechten, das heißt auf den ihm gemäßen oder den von Gott ihm zugedachten Weg zurückkehren können.

Dann aber kommt Jona, der Mensch, gesünder, lebendiger und – weiser an die Oberfläche zurück.

Auch in Elischebas Tagebuchnotizen erscheint diese Jona-Erfahrung: »Todeserfahrung – Grenzüberschreitung – Angst! Hineingetaucht, ohne entweichen zu können. Hier an der Grenze gibt es keine Zeit, hier erreicht mich nichts mehr, niemand, der da hinabsteigen könnte. Sterben? Leben? Ich weiß es nicht, ich bin so müde, möchte schlafen, nur schlafen, nichts mehr wissen, nicht mehr weitergehen müssen. Und rund um mich die Gaffer! Die Bemitleider! Die Starken! Die Erfolgreichen! – und ich: zerschlagene Existenz. Werde ich je wieder leben, je wieder auftauchen können? Werde ich die Angst überwinden? Ich flüchte wie Jona. Im Fisch habe ich zwar Angst und fühle mich bedrängt und eingezwängt. Aber im Fisch ist auch Ruhe, Leere.

Gott, mein Gott, warum hast du mich verlassen? So hilf mir jetzt, daß ich dich nicht aufgebe! Daß ich mich nicht aufgebe! Daß ich wieder leben kann – nichts als leben.«

Krise als Gefahr und Chance

Die chinesische Schrift setzt das Wort »Krise« aus zwei Zeichen zusammen: aus dem Zeichen für »Gefahr« und dem für »Möglichkeit« oder »Chance«.

Die Geschichte von Jona ist die Geschichte einer Krise (griechisch: krisis = Entscheidung, entscheidende Wende), deren Ausgang nie im voraus gewußt werden kann, eben kritisch ist: zum Leben oder zum Tode.

Das Zünglein an der Waage ist das *Ja zum Leben*. Jona – auch der Jona in jedem von uns – muß sein Leben von vorn anfangen, er muß wieder zu sich selbst finden, er muß lernen, sich und sein Schicksal, seinen Weg und seine Bestimmung anzunehmen. Bevor er diese Aufgabe nicht bewältigt hat, bleibt Krise Gefahr, die auch tödlich enden kann.

Im Ja kann sich das Tor zu neuen Möglichkeiten öffnen, geschieht Befreiung, eröffnet sich die Chance, ein neuer, ein anderer Mensch zu sein.

Der Sinn der Krise ist die *Wandlung*. Der Sinn der Krankheit ist – häufiger, als man annimmt – die Veränderung und die Anpassung an neue, veränderte Notwendigkeiten. Krisen drängen zu neuem Aufbruch, zum Reifen, zur Lebenserfüllung. Sie werden besonders dann zur existentiellen Notwendigkeit, wenn der Mensch vor sich selbst davonläuft, nur das halbe Leben lebt oder ignoriert, daß er ein anderer sein könnte und sollte.

Im Durcharbeiten der Krise vollzieht sich auf unausweichliche Art ein Zuwachs an Erkenntnis und Erfahrung, die zeigen, daß der Mensch, wie Maslow sagt, »ein Gestalter seiner Existenz ist und sein muß: wachstumsorientiert« und letzten Endes einer geistigen Zielsetzung zustrebend.

Meister Eckart bemerkte schon im 14. Jahrhundert: »Krankheit ist ein Mangel – Krankheit ist Abfall vom Sein.« Sie kann also eine notwendige (Not wendende) Reaktion auf falsche, einseitige Lebensweise sein, eine Folge verfehlter Bezüge des Seins und des Daseins. Dann ist mit dem Behandeln der Symptome nichts getan, solange das Verschwinden der Krankheit nichts an der Lebensweise verändert. »Gesundheit«, so Larry Dossey, »ist nicht etwas, was man tun kann. Sie ist eine Form des Seins. Man darf nicht fragen: was soll ich *tun*, um gesund zu sein? sondern: wie soll ich *sein*, um Gesundheit zu verwirklichen?«[3]

Solches Sein ist nie ein fester Besitz. Es handelt sich stets um einen lebenslangen Prozeß des Sterbens und Werdens mit allen leidvollen Erfahrungen, die dazugehören. Unsere Seele weiß um dieses »Stirb und Werde«, und sie weiß, daß ohne dies keine Wandlung und kein Neuwerden möglich sind. An uns ist es, die Lebenskrisen auf uns zu nehmen – nicht als Negativum, sondern als Teil des Lebens selbst: eines Lebens, an dem wir zu wachsen haben, nicht nur für uns selbst. In der echten Selbstwerdung und Selbstverwirklichung wird es dem Menschen möglich, sein persönliches Ich in der Weise zu überschreiten, daß seine Beziehungen zu den Mitmenschen offen, warm und lebendig werden.

»Ein Mensch, dessen Herz nicht gewandelt ist,
wird das Herz keines anderen Menschen verändern.«

C. G. Jung

3 Dossey, L.: Wahre Gesundheit finden, Bern 1986, S. 105

Die Depression – eine Krankheit unserer Zeit

Manchmal ist es [die Depression der Lebensmitte] etwas wie eine langsame Charakterveränderung, ein anderes Mal kommen Eigenschaften wieder zum Vorschein, die seit dem Kindesalter verschwunden waren, oder die bisherigen Neigungen und Interessen fangen an zu verblassen ... Die Erfahrung zeigt, daß Grund und Ursache aller Schwierigkeiten solchen Überganges eine tiefgreifende Veränderung der Seele ist ... ein unerbittlicher und schmerzhafter innerer Prozeß, der eine Neuorientierung des Lebens erzwingt.

C. G. Jung, Die Lebenswende, Ges. Werke VIII

Reaktionsformen und Charakterstrukturen des Menschen

Aus den Unterschieden im menschlichen Verhalten hat man zahlreiche Theorien entwickelt. In der Antike legte man das Hauptgewicht auf die erblichen Anlagen. Freud und seine Schüler beobachteten vor allem das Milieu und die Kindheitserfahrungen. Jung spricht von beidem: von Eigenschaften aus dem Kindesalter und von Charakteranlagen.

Jeder kennt die Lehre von den Temperamenten, die wir einerseits als Erbanlage mitbekommen und die andererseits in der frühen Kindheit durch Erziehung und Lebenserfahrung geprägt werden. Schon Hippokrates hat vor mehr als 2400 Jahren diese Temperamente beschrieben und hat sie in vier Kategorien eingeteilt:

- der *sanguinische,* fröhliche, nach außen lebende Typ;
- der *cholerische,* willensstarke, nach außen lebende Typ;
- der *melancholische,* nach innen orientierte, ordnungsliebende Typ;
- der *phlegmatische,* sehr innenorientierte, eher passive Typ.

Die meisten Menschen gehören ihrer Struktur nach einem dieser Temperamente an, dessen Charakteristika vorherrschen, zeigen aber auch Züge der anderen.

Auch die Psychoanalyse hat sich mit diesen Grundstrukturen der menschlichen Persönlichkeit befaßt und ihre Zusammenhänge mit neurotischen Fehlentwicklungen und krankhaften Störungen untersucht. Ob ein Mensch mehr oder weniger depressionsanfällig ist, hängt *auch* von diesen Grundmustern menschlicher Reaktionsweisen ab.

Die folgenden Ausführungen basieren auf dem von Fritz Riemann entwickelten Modell, das im einzelnen in seinem Buch »Grundformen der Angst«[1] nachzulesen ist.

Riemann schildert vier charakteristische Grundtypen menschlichen Verhaltens und ihre spezifischen Angstreaktionen (= Abwehrreaktionen) wie folgt:

1 Riemann, F.: Grundformen der Angst, München 1985

1. *Die schizoide Persönlichkeit:* die Angst vor der Selbsthingabe, die als Ich-Verlust und Abhängigkeit erlebt wird;
2. *die depressive Persönlichkeit:* die Angst vor der Selbstwerdung, die als Ungeborgenheit und Isolierung erlebt wird;
3. *die zwanghafte Persönlichkeit:* die Angst vor der Wandlung, die als Vergänglichkeit und Unsicherheit erlebt wird;
4. *die hysterische Persönlichkeit:* die Angst vor der Notwendigkeit, die als Endgültigkeit und Unfreiheit erlebt wird[2].

Diese Gruppierung von Persönlichkeitszügen darf nun aber auf keinen Fall als etwas Statisches oder gar Krankhaftes aufgefaßt werden. Die geschilderten Merkmale sind nicht einfach gesund oder krank, ihre Auswirkung ist nicht einfach vorteilhaft oder schädlich, gut oder böse. Wohl aber bestimmen diese Merkmale mit, unter welchen Lebensumständen ein Mensch zum Leidenden wird, wie er auf Signale reagiert, wie sich seine Beziehungen und Lebensmuster gestalten und anderes mehr.

Im folgenden versuche ich eine kurze Charakterisierung der am häufigsten zu beobachtenden Persönlichkeitszüge bei bestimmten Individuen, die durch das Vorherrschen einer dieser Grundstrukturen geprägt sind.

Die schizoide Struktur

Diese Menschen sind in der frühesten Kindheit sehr verletzt worden. Oft haben sie als Säugling die Wärme der Mutter vermissen müssen. Einem solchen Kind wird der Zugang zur Welt erschwert, es erlebt seine Umgebung fremd, abweisend, feindselig, woraus sich häufig bedrohende Beziehungsängste entwikkeln. Innenwelt und Außenwelt klaffen weit auseinander. Deshalb reagieren diese Menschen in der Regel sehr empfindlich.

Die positive Entwicklung und reife Persönlichkeit mit schizoiden Strukturanteilen zeigt sich hingegen »in souveräner Selbständigkeit und Unabhängigkeit, im Mut zu sich selbst ... im Blick für die Tatsachen, im Mut, die Dinge zu sehen, wie sie sind«[3]. Die Persönlichkeitsentwicklung dieser Menschen liegt in der Ausrichtung auf den positiven Pol. Die Überwindung von

2 Riemann, F.: Grundformen der Angst, S. 15
3 Ebd., S. 57

Fehlformen erwächst in der Einübung von gesunder Selbstliebe und Beziehungsbereitschaft – der Liebesfähigkeit. Solche Menschen brauchen den Mitmenschen (obwohl sie ihn oft von sich wegstoßen), brauchen Nähe, Kontakt und Liebe, Menschen, auf die sie sich verlassen können, um Vertrauen zu lernen und Ich-Stärke aufbauen zu können.

Die depressive Struktur

Die Ausformung dieses Verhaltens geschieht beim Kleinkind durch die Art und Weise seines Erlebens von Sättigung, Wärme und Kontakt. Ein Hauptproblem liegt im »Herausfallen aus der Geborgenheit«. Deshalb sind seine Ängste weitgehend Selbstwerdungsängste. Die Grenzziehung zwischen sich und den anderen fällt einem solchen Menschen schwer. Er tendiert auch im Positiven dazu, sich mit dem Wohl und Wehe seiner Mitmenschen zu identifizieren, er verdrängt seine eigenen Wünsche. Nagende Schuldgefühle gehören zu seinen tiefgreifendsten Erfahrungen. In der Depression können diese Schuldgefühle einen derart massiven Leidensdruck auslösen, daß sie sich, verbunden mit Selbstvorwürfen und Selbstanklagen, schließlich bis zur Selbstzerstörung (Suizid) steigern können.

Das zweite Hauptproblem ist quälende Angst vor Verlust von lieben Menschen, der beruflichen Sicherheit und so weiter. Die Steigerung bis zu existentiellen Verlustängsten führt bei diesen Menschen zu einer Daueranspannung, die sich als Anpassung in übergroßer Bereitschaft zum Verzicht oder als Anklammerung äußert. Häufig ist auch die Niedergeschlagenheit zu beobachten, die in Hoffnungslosigkeit, Melancholie und schließlich in die eigentliche Depression einmündet.

Die positive Entwicklung und reife Persönlichkeit zeigt sich in der Fähigkeit zur »Einfühlung und der Bereitschaft, sich dem Mitmenschen zuzuwenden, ihn anzunehmen, ihm zu helfen. Fürsorgliche, hilfsbereite und verstehende Haltung zeichnen ihn aus. Er kann verzeihen und geduldig warten, bis die Dinge reif sind ... auch entwickelt er oft eine tiefe Frömmigkeit ... die um die geschöpfliche Abhängigkeit und Gefährdung weiß, und trotzdem ja sagt zum Leben.«[4]

4 Riemann, F.: Grundformen der Angst, S. 104

Die zwanghafte Struktur

Sie hat ihre Wurzel in der Ablösungsphase des zwei- bis dreijährigen Kindes im Konflikt zwischen Abhängigkeit und Selbständigkeit, zwischen Eigenwillen und Fremdbestimmung, zwischen Behalten und Hergeben-Müssen, zwischen Dürfen und Nicht-Dürfen, Wollen und Müssen. Wo in dieser Entwicklungsphase zu früh und zu viel vom Kind gefordert wurde, entwickeln sich Reaktionsformen, die wir als übertriebene Ordentlichkeit, Hang zum Perfektionismus, zur Sparsamkeit, Pünktlichkeit und ausgeprägter äußerer Bescheidenheit kennen. Menschen mit dieser Persönlichkeitsstruktur verdrängen eigene Wünsche, oder wenn sie sie durchsetzen können, nehmen sie sie in Anspruch als »ihr gutes Recht«. Auf Außenstehende wirkt dieses Pochen auf das Recht fast immer bedrohend, rechthaberisch. Für einen Meinungsaustausch bleibt da wenig Raum. Auch entsteht der Eindruck, als ob solche Menschen sich sehr gut selbst zu helfen wüßten und letztlich »niemanden brauchen«.

Die positive Entwicklung und reife Persönlichkeit von Menschen mit zwanghaften Persönlichkeitsanteilen ist ausgezeichnet durch Stabilität, Tragfähigkeit, Ausdauer und Pflichtgefühl. »Sie sind strebsam und fleißig, planvoll und zielstrebig ... Mit ihrer Konsequenz, Tüchtigkeit und Zähigkeit, verbunden mit Verantwortungsbewußtsein und einem ausgeprägten Wirklichkeitssinn können sie Großes erreichen.«[5]

Die hysterische Struktur

Der Ansatz zur möglichen hysterischen Entwicklung liegt um das 4. und 6. Lebensjahr, in einer Zeit also, in der das Kind wichtige Entwicklungsschritte nach außen zu vollziehen hat. Dafür braucht es Vorbilder. Wo sie fehlen – die Eltern ihrer Rolle nicht gerecht werden (können) –, fehlt diesem werdenden Menschen die notwendige Sicherheit auf diesem Weg nach vorn. Er hat nicht recht Boden unter den Füßen. Die Ängste, die hier entstehen, tragen alle das Kennzeichen der Angst vor dem Unaus-

5 Riemann, F.: Grundformen der Angst, S. 155

weichlichen und Endgültigen, die Angst vor der Notwendigkeit, sich begrenzen zu müssen. Der starke Freiheitsdrang steht dauernd mit der inneren und äußeren Begrenzung in Konflikt. Aus diesem Grunde wird ihm das Festlegen von eindeutigen Entscheidungen zum dauernd anstehenden Problem. Als Kompensation setzt er das Mittel der Übertreibung ein, was sich bis zur sogenannten »hysterischen Dramatisierung« steigern kann. Auf die Umwelt wirken diese Reaktionen übertrieben und unecht, etwa im Sinne von: »Da zieht er/sie mal wieder seine/ihre Schau ab.« Ein weiteres Merkmal, das bei dieser Grundstruktur vorherrschend ist, ist die Tendenz zur Somatisierung. Seelische Probleme werden häufig in körperliche umgewandelt (= Konversionssymptome). Sie sind bekannt als sogenannte Hyperkinesen einerseits: schreien, zittern, Krämpfe, Zuckungen, oder als Totstellungen andererseits: Lähmungen, Blindheit, Taubheit.

Die positive Entwicklung und reife Persönlichkeit von Menschen mit hysterischen Strukturanteilen liegt in ihrer Fähigkeit zu Spontaneität, Kreativität, Optimismus und Lebendigkeit. Solche Menschen haben eine ungemein starke positive Ausstrahlung, sind beliebt, risikofreudig, unternehmungslustig, gute und gern gesehene Gesellschafter. Riemann beschreibt treffend: »Er bringt alles in Bewegung, rüttelt an Traditionen und veralteten Denkmustern, erstarrten Dogmen und hat etwas bezwingend Suggestives, viel Charme, den er bewußt einzusetzen weiß. Er nimmt nichts zu ernst – außer vielleicht sich selbst –, weil er um die Relativität der meisten Dinge des Lebens weiß.«[6]

Die Ausformung zur reifen Persönlichkeit liegt insbesondere im Unterscheiden von Schein und Sein, das heißt im Überwinden der Scheinwelt. In den Worten von Riemann: »Die Hilfe kann nur liegen im Annehmen der Realität, im Erlebnis des Könnens und echter Leistung sowie im Anerkennen eigener Grenzen. Dazu gehört der Mut zur Echtheit und die Bereitschaft zu notwendigen Verzichten, die wir alle leisten müssen. Nur dann zeigt ihnen die Realität auch ihre positiven Seiten und kann ihnen das Maß an Befriedigung und Erfüllung geben, das für sie möglich ist.«[7]

6 Riemann, F.: Grundformen der Angst, S. 156
7 Ebd. S. 184

Depression hat viele Gesichter

Nicht jeder hat eine depressive Grundstruktur

Nach der Beschreibung der verschiedenen Reaktionsformen menschlicher Charaktere und individueller Persönlichkeiten wird sichtbar, wie unterschiedlich Menschen strukturiert sind und wie verschieden sie reagieren. Anlage, frühkindliche Erfahrungen und soziales Umfeld prägen uns und beeinflussen unsere Art und Weise des In-der-Welt-Seins. Ich bin so oder so geworden, und der andere ist in seinem Anders-Sein auf seine einmalige Art so oder so – eben anders.

Infolgedessen sind Erlebnis- und Reaktionsformen als solche auch nie einfach gesund oder krank zu nennen. Sie sind, wie das Leben selbst, dynamisch-wechselnd und abhängig von inneren und äußeren Einflüssen. Es gibt leichtere, schwere und schwerste Störungen, und es gibt Reaktionen, die überhaupt nicht als Störung bezeichnet werden dürfen, es sei denn, wir würden auch den notwendigen Regen eines Sommertages als Störung bezeichnen wollen.

Hieraus ergibt sich – und das möchte ich zur grundsätzlichen Beachtung an den Anfang dieses Kapitels stellen –, daß die depressive Grundstruktur keine Krankheit ist! Sie ist eine mögliche Erlebnis- und Reaktionsweise des Menschen und muß wie jede andere Wesensprägung angenommen und möglichst positiv gelebt werden. Jede vorherrschende Grundstruktur, wie immer sie sich im Menschen ausgeprägt hat, kann das Leben entweder positiv gestalten helfen oder kann es beeinträchtigen. Das gilt auch da, wo die Depression auftaucht. Kein Mensch ist immun dagegen, die individuelle Anlage trägt nur ein Mehr oder Weniger an Anfälligkeit in sich, mehr oder weniger Schwere. Es gibt nicht *die* Depression, sowenig wie es *die* Gesundheit oder *die* Krankheit gibt, sondern immer nur eine individuelle Ausprägung von allgemeinen Erscheinungsformen der Depression.

Es hat keinen Sinn zu sagen: Ich bin nun mal depressiv, und schicksalsergeben eine Tablette zu schlucken. Statt dessen könnten wir uns als Betroffene der Niedergeschlagenheit stellen, die Tatsache annehmen: Ja, ich bin traurig; alles ist grau und schwer. Nur: Selbstmitleid ist der größte Feind und deshalb nie eine Lösung! Wir könnten die Niedergeschlagenheit (Depression) ansprechen, sie fragen, was der Grund ihres Auftauchens ist. Wer sich darin übt, wird Antwort bekommen. Denn die Depression hat uns etwas zu sagen, und sie wird es uns sagen, wenn wir nur zu hören gewillt sind.

Der mehr oder weniger starke depressive Strukturanteil muß als *Seinsform* akzeptiert und gelebt werden, jedoch nicht als unausweichlich-unveränderbares »So ist es« (ich *bin* eben depressiv), sondern als eine auf positive Umgestaltung hindrängende Anlage. Nicht blindes Schicksal ist es, sondern Aufgabe! Das gleiche gilt natürlich für das Zusammenleben mit anderen Menschen, die in ihrer Grundstruktur immer anders sind als wir selbst. Es ist leichter, diesem anderen ein Etikett umzuhängen: »er ist halt depressiv«, als ihm unterstützend und annehmend weiterzuhelfen.

Traurigkeit, Unglücklichsein, »seelisches Tief«

Trauer und Depression mögen sich auf den ersten Blick gleichen. Und doch sind Unglücklichsein und Depressivsein ganz verschiedene Erfahrungsweisen. Sowohl Trauer wie Unglücklichsein sind vorübergehende Zustände. Im Unglück – nach einem sehr schweren Schlag oder einem schmerzhaften Erleben – kann der Mensch trauern und in eben diesem Trauern seinen Schmerz und sein »seelisches Tief« überwinden, er findet Trost.

Die Trauerarbeit

Dieser Prozeß wird als Trauerarbeit bezeichnet. Dieser Terminus macht deutlich, daß der Mensch nach einem erlittenen Verlust (der Kern jeder Trauer ist ein Verlust!) ein gewisses Maß an innerseelischer Verarbeitung leisten muß, um eine erfolgreiche Anpassung zu erreichen. In diesem Durcharbeiten verebbt die Trauer nach und nach. Wenn diese Trauerarbeit nicht geleistet wird oder mißlingt, wenn Trauer nicht ausgetrauert wird, spricht man von »pathologischer Trauer«: Aus Trauer wird Depression.

Schon Freud sah Trauer und Depression in einem Zusammenhang, er beschrieb die Trauer als normale Reaktion und die Depression, die er als Melancholie bezeichnete, als pathologisch (= krankhaft). Den Unterschied charakterisierte er dahingehend, »daß der Trauernde weiß, was er verloren hat, der Melancholische zwar auch weiß, *wen* er verloren hat, aber nicht *was*; daß also der Objektverlust dem Bewußtsein teilweise entzogen ist«[8].

Wo die Trauer zum unbewältigten Problem wird und somatische Störungen hinzutreten (Schlaf- und Appetitlosigkeit, Konzentrationsstörungen, Leistungsabfall mit Steigerung bis zur Arbeitsunfähigkeit), spricht man von *reaktiver Depression*, das heißt von einer Depression, die als Reaktion auf ein kränkendes Erlebnis, das Verlustereignis, auftritt. Hier ist der Trauerprozeß steckengeblieben, die notwendige Bewältigung nicht erreicht worden.

Solches Steckenbleiben kann in jeder Phase des von Elisabeth Kübler-Ross, Verena Kast und anderen beschriebenen Trauerprozesses eintreten.

E. Kübler-Ross[9] geht aus von dem Verlustereignis des sich ankündigenden eigenen Todes und beschreibt fünf Phasen der Trauerarbeit, die ein Mensch in dieser Konfrontation bewältigen muß:

1. Phase: *Nicht-wahrhaben-Wollen*; Verleugnung und Verdrängung der unausweichlichen Wirklichkeit;
2. Phase: *Zorn*; Auflehnung, Aggression, Wut;
3. Phase: *Verhandeln*; feilschen mit Gott und der Welt;
4. Phase: *Depression*; verzweifeln und abgrundtiefe Trauer über den bevorstehenden Verlust des eigenen Lebens und das Abschiednehmenmüssen von so vielem;
5. Phase: *Zustimmung*; Verarbeitung und Annahme des unausweichlichen Todes.

In ihrem Buch »Trauern«[10] überträgt Verena Kast die von Kübler-Ross beschriebenen Phasen auf die Trauerarbeit von Hin-

8 Freud, S.: Trauer und Melancholie, in: Psychologie des Unbewußten, Studienausgabe Bd. II, Conditio Humana, Frankfurt 1975, S. 199
9 Kübler-Ross, E.: Interviews mit Sterbenden, Stuttgart, 1980[12]
10 Kast, V.: Trauern. Phasen und Chancen des psychischen Prozesses, Stuttgart 1982

terbliebenen. Weiterführend macht sie sichtbar, daß über das Akzeptieren hinaus die Integration neuer Möglichkeiten »des Selbst- und Weltbezuges« notwendig sind und neue Lebensmuster gefunden werden müssen. Auf diesem Weg beschreibt sie vier Phasen:

1. Phase: das Nicht-wahrhaben-Wollen;
2. Phase: aufbrechende Emotionen;
3. Phase: Suchen und Sich-Trennen;
4. Phase: Übergang zu neuem Selbst- und Weltbezug.

Das Hängenbleiben im Trauerprozeß geschieht meist in der Phase der aufbrechenden Emotionen. Der in die Depression einmündende Verlauf ist dann etwa so zu sehen:

1. Verlustereignis;
2. Emotionsausbruch: Kränkung, Beleidigung, Zorn und Wut verbinden sich mit Selbstmitleid und Ablehnung;
3. Depression.

Diese einfache Formel könnte, wenn man sie kennt, ein einfaches Antidepressionsrezept sein. Weil sie die kritische Stelle offenbart – das *Selbstmitleid* und das *Ablehnen der Realität* –, könnte sie die Umpolung der inneren Haltung anregen: das Loslassen-Können des Verlorenen und das Annehmen der veränderten Realität. Doch wäre dies so einfach, gäbe es ja eben keine depressiven Reaktionsformen.

Aber nicht nur beim Verlust eines Angehörigen oder Freundes sind Abschiednehmen und Neuorientierung notwendig. »Immer dann, wenn ein Verlust uns trifft, wenn wir uns von etwas trennen müssen, ist das Trauern notwendig ... Da Tod wirklich eine Realität ist, geht es in unserem Leben immer auch um Trennung, um Abschiednehmen. Wir müssen nicht nur die anderen Menschen in den Tod hinein freigeben oder freigeben für einen anderen Menschen, wir müssen auch Aspekte von uns (selbst) sterben lassen, wenn ihre Zeit um ist, wir müssen auf Liebgewordenes in unserem Leben verzichten, wenn die Zeit dafür vorbei ist. Wenn wir das nicht tun, bleiben wir an Vergangenem hängen, was bedeutet, daß wir uns vor der Zukunft verschließen.«[11]

11 Kast, V.: Trauern, S. 141 u. 142

Da es kein Leben ohne Verluste und Verzichte gibt, gibt es auch kein Leben ohne Trauer. Nur deren Maß, die Schwere und die Art sind sehr verschieden. Ein Kind, das wegen eines verlorenen Spielzeuges weint, trauert anders als die in einem Scheidungsverfahren stehenden Lebenspartner. Verschieden ist auch, ob jemand aus erklärlichen und offenkundigen Gründen trauert, oder ob er ohne erkennbaren Anlaß mit Gott und der Welt unzufrieden und deshalb mutlos, freudlos, niedergedrückt oder gar verbittert ist.

Depression und depressive Verstimmung

Depression bedeutet Niedergeschlagenheit (französisch: Niederdrücken, Senkung). Eine noch andere Wortbedeutung ergibt sich aus dem Gegensatzwort: *Expression,* ausdrücken, nach außen geben. Die Depression als Kehrseite der Expression wäre sinnentsprechend ein Nach-innen-Wenden, Ausdruck ungelebten Lebens in der Form nicht zugelassener, nicht nach außen gewendeter Lebens-Äußerung.

Hier wird der Zusammenhang von Depression und Aggression sichtbar. Unbewußte Aggression, die nicht gelebt, also verdrängt wird, kehrt sich nach innen und wird zur Depression. Gerade in ihrem Auftreten als nicht geleisteter Trauerprozeß ist die 1. Phase des Nicht-wahrhaben-Wollens, des Einbruchs des Verlustereignisses, der persönlichen Kränkung oder Zurückweisung immer mit Ärger verknüpft. Die dadurch ausgelöste Aggression oder Wut richtet sich entweder nach außen, gegen den ursächlichen Faktor, oder aber, wenn diese »Äußerung« nicht zugelassen wird, richtet sie sich nach innen, wo sie eine Kettenreaktion von destruktiven Gefühlen bewirkt: Groll, Verbitterung, Haß, Selbsthaß, die bis zur Selbstzerstörung führen können.

Depression als nach innen gerichtete Aggression ist einer der Gründe, warum depressive Menschen nicht lieben können, weder sich selbst noch andere.

Diese Depression ist zu ernst, als daß man sie mit dem momentanen Zustand »ich fühle mich heute so deprimiert« verwechseln dürfte. Sie ist letztlich die Folge nicht geglückter Lebens- oder Situationsbewältigung und als solche

– Ausdruck steckengebliebener Trauer und verdeckter Aggression;
– Begleiterscheinung unbewältigter Problemlösung. Der Psychologe spricht von »neurotischer oder psychotischer Konfliktbewältigung«;
– Übersteigerung (neurotische Variante) einer nicht integrierten depressiven Persönlichkeitsstruktur.

Wie erkennt man die Depression?

Die Universitätsklinik Basel hat einen *Depressions-Selbstbeurteilungsbogen* ausgearbeitet, demzufolge Depressionen eingeteilt werden in: keine – milde – mäßige und schwere Depression. Den Text des Bogens und ein Einschätzungsbeispiel finden Sie im Anhang (S. 184).

Was bedeutet die Depression?

Mit der *Einordnung* in medizinische oder geistige Betrachtungsweisen geschieht eine entscheidende Gewichtung. Zwar gehört jede schwere Depression, die ja immer mit einer Reihe von körperlichen Symptomen einhergeht, vorerst in die Hände eines Arztes, und es besteht kein Zweifel, daß durch die Anwendung von medizinisch-pharmakologischen Maßnahmen eine Erleichterung erreicht werden kann. Dauerhafte Heilung aber hängt davon ab, ob die wahre Natur des Leidens, oder noch wichtiger, der Ursprung der Erkrankung erkannt wird. Und dieser liegt eben nicht im medizinisch-somatischen Bereich, sondern fast immer im seelisch-geistigen.

Die Depression in medizinischer Betrachtungsweise

Die depressiven Erkrankungen haben in den letzten Jahrzehnten eindeutig zugenommen. Nach Schätzung der Weltgesundheitsorganisation (WGO) leiden dauernd 3–5% der Weltbevölkerung an einer Depression.

PAUL KIELHOLZ

Die Depression – eine Krankheit unserer Zeit

Daß die Depression eine faßbare und klassifizierbare Krankheit ist, ist heute für alle Ärzte, Psychiater wie Internisten, unumstritten. In der Öffentlichkeit bestehen dagegen noch immer viele falsche Vorstellungen über das Wesen dieser Krankheit. Ob die Depression eine spezifische Krankheit *unserer Zeit* ist, ist jedoch schwer festzustellen. Nichtsdestoweniger bleibt die Tatsache bestehen, daß Millionen von Menschen häufig niedergeschlagen, unlustig, verzweifelt, pessimistisch, antriebsgestört, überanstrengt, entmutigt oder trübsinnig sind. Es sind dies charakteristische Erscheinungsformen für das, was man Depression nennt. Ihre Grundsymptome zeigen sich in drei Erscheinungsformen, nämlich in der Veränderung der Stimmung, des Denkens und des inneren Antriebs. Die *Stimmung* ist gedrückt, traurig, freudlos, niedergeschlagen, trübsinnig; das *Denken* ist verlangsamt, gehemmt, unkonzentriert oder »wie in einem Kreis gefangen«; der *innere Antrieb* – der élan vital – liegt darnieder; ist deprimiert.

Fast immer sind diese Grundsymptome begleitet von körperlichen Beschwerden, deren häufigste die *Schlafstörung* ist. Das Resultat: Der Mensch fühlt sich krank, er wird eines Tages den Arzt aufsuchen, der die entsprechende Diagnose stellt. Damit sind wir in den medizinischen Bereich der Depression eingetreten. Diese medizinische Betrachtungsweise interpretiert die Depression als vorwiegend körperliche Krankheit mit bestimmten definierten Symptomen, die sie durch entsprechende Therapie zu beheben versucht. Durch wissenschaftliche Forschung versucht sie kausale Zusammenhänge zwischen der Depression und einer möglichen Störung im Organismus festzustellen. So untersucht man zum Beispiel chemische Störungen im Gehirn und deren mögliche Beziehung zur Depression. Das sind Bestrebungen, die darauf ausgerichtet sind, die Depression so weit wie möglich körperlich zu erklären und einzuordnen (physiologisch/pathophysiologisch). Der Vorteil ist, daß die Ärzte mehr über die Krankheit wissen und daß mehr und immer neue Medikamente und Therapiemethoden entwickelt werden können. Der Nachteil dabei liegt – vor allem bei einer zu einseitigen Handhabung der wissenschaftlichen Seite – in der Vernachlässigung der geistig-seelischen Komponente, die wissenschaftlich nicht faßbar und medikamentös nicht zu beeinflussen ist.

Voraus sei gesagt, daß dort die ideale Hilfe für den Kranken liegt, wo *beide Sichtweisen* – die medizinische und die seelisch-geistige – berücksichtigt und sinnvoll sowie zur richtigen Zeit eingesetzt werden:

– die Medizin kann Symptomfreiheit oder doch Linderung bewirken, vielleicht sogar Gesundheit im Sinne von »Abwesenheit von Krankheit«.

– die seelisch-geistige Kraft – und das, was sie unterstützt und fördert – kann aber erst Gesundheit im Sinne von Gesundsein und Heilsein bewirken. (Wir werden uns in diesem Buch vor allem dieser Seite zuwenden.)

Im folgenden soll kurz der medizinische Ansatz beschrieben werden. Ich orientiere mich hier im wesentlichen an den von Paul Kielholz und seinen Mitarbeitern veröffentlichten Erfahrungs- und Forschungsberichten[12].

12 Es gibt heute viel medizinische Fachliteratur. Interessierte Laien erkundigen sich am besten in einer Buchhandlung mit medizinischer und/oder psychologischer Fachabteilung.

Häufigkeit und Ausbreitung

Die statistischen Erhebungen der WGO zeigen, daß die depressiven Erkrankungen in den letzten Jahren weltweit erheblich zugenommen haben. Die Ursachen sieht sie

- in den abrupten Veränderungen der sozialen Strukturen;
- in einem zu schnellen Bruch mit den Traditionen;
- im Zerfall der Familien;
- im zunehmenden Materialismus;
- in der Technisierung von Natur und Umwelt;
- in der Vereinsamung der Menschen durch Zerfallen überkommener Beziehungssysteme;
- in der Verstärkung der Disposition zur Depression in zunehmendem Alter, auch vor dem Hintergrund des rasch wachsenden Anteils älterer Menschen in der Bevölkerung.

Frauen werden häufiger als Männer betroffen, vor allem in den sogenannten »Wechselperioden«: vor der Menstruation (als Teil des prämenstruellen Syndroms), während der Schwangerschaft, im Wochenbett, im Klimakterium.

Betroffen werden Männer wie Frauen im »Rückbildungsalter«, bekannt als »midlife crisis«, zwischen dem 45. und 60. Lebensjahr.

Betroffen werden ältere Menschen, sei es infolge Vereinsamung, zunehmender Verluste (Gleichaltrige sterben) oder körperlicher Beeinträchtigung.

Vor solchem Hintergrund betrachtet, wird bereits deutlich, wie vielfältig und ineinander übergreifend die Zusammenhänge sind von Menschsein, Leben in dieser Welt, Lebensbewältigung oder Nichtbewältigung und dem Auftreten einer Depression. Und es wird sichtbar, daß es wahrscheinlich nie nur *eine* Ursache gibt, sondern deren viele.

Ursachen, Entstehung und Einteilung

Je nach Ursache(n) entsteht ein ganz spezifisches Depressionsmuster, nach dem die Diagnose gestellt wird. Nach Kielholz[13] kann die folgende Einteilung vorgenommen werden:

13 Kielholz, P. u. a.: Die larvierte Depression, Köln 1981

1. *Reaktive Depression:* Sie tritt auf als Reaktion auf ein Verlustereignis (siehe dazu die Tabelle im Anhang), das vom Betroffenen nicht oder nur ungenügend verarbeitet und integriert wurde, das heißt, wenn die Trauerarbeit nicht gelingt.
2. *Erschöpfungsdepression:* Sie gilt als *die* Zeitkrankheit. Hier haben wiederholte oder langandauernde Traumen oder schwere Problemsituationen zur psychischen Erschöpfung geführt. Auch Langeweile, Unerfülltheit und Monotonie können zur Erschöpfungsdepression führen (unbefriedigte Hausfrauen, Fließbandarbeiter).
3. *Neurotische Depression:* Sie wurzelt in der Lebensgeschichte, besonders in der kindlichen Entwicklung als negative Ausprägung oder Fehlform der vorherrschenden Charakterstruktur, zum Beispiel des depressiven Grundmusters.
4. *Endogene Depression:* Eine vererbte Disposition wird durch schwierige Umweltverhältnisse ausgelöst und aufrechterhalten. In der Fachsprache handelt es sich um die schwere Melancholie oder das sogenannte manisch-depressive Irresein.
5. *Somatogene Depression:* Sie ist durch körperliche Krankheit bedingt (durch Hirnkrankheiten, Arteriosklerose, schwere Störung der Vitalorgane Lunge/Herz). Auch chronische Krankheiten und langandauernde Schmerzzustände lösen eine sogenannte Begleitdepression aus. Sie verschwindet aber, sobald die ursächliche Krankheit behoben ist.
6. *Larvierte Depression:* Dabei handelt es sich um ein verdecktes depressives Geschehen, bei dem die somatischen Beschwerden im Vordergrund stehen (Magenbeschwerden, Kreislaufprobleme, Migräne, Asthma usw.) und die psychischen Symptome im Hintergrund – eben larviert (= verdeckt, hinter einer Maske) – bleiben.

Merkmale und Grundsymptome

Drei Merkmale machen die Depression zum Leiden: die traurige Verstimmung, die Denkhemmung und die körperlichen Symptome.

1. *Die traurige Verstimmung*, verbunden mit Apathie und Antriebsschwäche, kann sich bis zur völligen Hoffnungslosigkeit und Verzweiflung steigern.

2. *Die Idee- und Denkhemmung* äußert sich in negativ beherrschten Denkinhalten, kreisenden Gedanken und Entschlußunfähigkeit.

Am auffallendsten ist *das sich stets wiederholende Denkmuster*, beispielsweise:

»Es hat alles keinen Sinn.«
»Ich kann nicht mehr leben.«
»Ich habe versagt.«
»Ich habe alles falsch gemacht.«
»Ich habe mich versündigt.«
»Mir ist nicht zu helfen.«

3. *Die körperliche Veränderung*, in der Fachsprache als psychomotorische Hemmung bezeichnet, äußert sich als Überaktivität (Agitiertheit) oder Blockierung (Hypomimie).

Zusätzlich belastend ist eine breite Palette *körperlicher Symptome*, die einzeln oder gehäuft auftreten (nach Kielholz):

- Schlafstörungen, Kopfschmerzen, Schwindelgefühl, Mundtrockenheit;
- Druck- und Engegefühl im Hals (einen Kloß im Hals haben, siehe Abb. 13);
- Schweißausbrüche, häufig nachts;
- Herzklopfen, Herzbeklemmung, Tachykardie (Pulsbeschleunigung) oder Bradykardie (Pulsverlangsamung);
- Appetitverlust, Gewichtsabnahme oder Vielesserei, träge Verdauung;
- diffuse Organschmerzen: Bauchweh, Nierenbeschwerden, Gelenkaffektionen (rheumaähnlich);
- gestörte Sexualfunktion (Libidoverlust) und bei der Frau Menstruationsbeschwerden;
- Störung der Vitalgefühle, des »élan vital«, mit Kraftlosigkeit, Erschöpfung.

Die »diagnostische Einteilung« wird von den verschiedenen Ärzten unterschiedlich gehandhabt. Manche diagnostischen Bezeichnungen werden häufiger gebraucht als andere, die meisten fallen in der Umgangssprache sowieso weg. Die *Diagnose* ist eigentlich nur für den Arzt wichtig, er braucht sie als Grundlage für die *Therapie*.

Behandlungsansätze

Menschen, die an einer depressiven Grundstimmung leiden, versuchen, bevor sie einen Arzt aufsuchen, in der Regel eine größere Zahl von Selbstbehandlungs-Strategien, die positiver oder negativer Natur sein können.

Positive Selbstbehandlungsversuche sind nach Fisch[14]

– die Aufrechterhaltung des normalen Lebensrhythmus durch Kontinuität im täglichen Leben: Arbeit, Freizeit;
Arbeit bis zum »workoholic« (maximaler Einsatz);
kreative Leistungen;
Anerkennung in Sekten und anderen Vereinigungen;
Tätigkeit als Helfer.
– Physiologisch orientierte Selbstheilungsversuche
Sport, körperliche Arbeit, Taining;
Licht, Reisen (bei jahreszeitlichen Depressionen).

Diese Selbsthilfe ist jedoch nur so lange möglich, wie die Persönlichkeit des Patienten nicht vollständig von der Depression gelähmt ist.

Negative Selbstbehandlungsversuche

Wenn die Fähigkeit zur helfenden Eigenaktivität zum Erliegen kommt, schlagen Selbsthilfeversuche leicht in negative Methoden, besonders in die Selbstmedikation um durch
– Alkohol, Drogen, Stimulantien;
– Medikamente (Tranquillizer, Schmerz- und Schlafmittel), auch in Mißbrauchsformen bis zur Abhängigkeit.

Medikamentöse Behandlung

Die medikamentöse Behandlung – Pharmaka- oder Psychopharmakatherapie – ist eine ausschließlich symptomatische Behandlung. Es werden nur die Krankheitszeichen beeinflußt, nicht aber die Krankheit selbst geheilt.

14 Fisch, U.: Physiologische Aspekte der Depression und ihre Behandlung, in: Depressionen – Krankheit unserer Zeit? Schriftenreihe der OGG/Nr. 3, Schweiz. Stiftung Pro Mente Sana 1985, S. 46

Wirksame Medikamente gibt es erst seit etwa 30 Jahren. Die sogenannten *Antidepressiva* (gegen Depression wirkende Medikamente) wurden in den fünfziger und sechziger Jahren entwikkelt. Ihr Einsatz ist vor allem in schweren Verlaufsformen segensreich, denn sie können entscheidend dazu beitragen, daß durch die Symptom-Linderung und »Stimmungs-Aufhellung« die Aufnahme einer wirksamen Gesprächs- oder Psychotherapie überhaupt erst möglich wird. Ihre *Hauptwirkung* liegt im Ermöglichen von Distanz zum depressiven Erleben, in der Angstlösung (anxiolytisch) und in der Schmerzbekämpfung (analgetisch). Zur Einnahme von Medikamenten, deren Wirkung und Nebenwirkungen wird noch einiges zu sagen sein.

Physiologische Behandlung

Die physiologische Behandlung (physiologisch = die Lebensvorgänge im Organismus betreffend) faßt all jene Maßnahmen zusammen, die ärztlicherseits angewandt werden, um die medizinisch relevante Symptomatik zu beeinflussen, aber auch Maßnahmen, die zum Teil unter den Begriff »alternativ« fallen. *Alternativ* heißt hier, daß diese Maßnahmen sich von der üblichen Medikamententherapie unterscheiden. Im Gegensatz zur konventionellen Pharmakatherapie liegt ihnen eine ganzheitliche Auffassung vom Menschen und vom Krankheitsgeschehen zugrunde. Es kann an dieser Stelle weder eine erschöpfende Darstellung aller derartigen Behandlungskonzepte noch eine Aufzählung alternativer Heilmethoden gegeben werden. Zu diesem Thema gibt es sehr viel weiterführende Literatur[15]. Bei Depression hilfreiche Methoden sind unter anderem

- die Lichtbehandlung;
- die Akupunktur;
- die Körper-Therapien.

Umfassende Therapie

Man nennt eine Therapie dann umfassend, wenn – dem individuellen Zustand des Kranken entsprechend – mehrere Therapie-

15 Juchli, L.: Pflegen – Begleiten – Leben, Basel 1986, S. 143

Arten zum Einsatz kommen. Es werden neben den schon erwähnten medikamentösen und physiologischen Maßnahmen auch diese eingesetzt:
– das Gespräch: Stützung und Begleitung (siehe Anhang 3, S. 188);
– die Sozialberatung: Lösung von Lebens-, Wohn- und Rehabilitationsproblemen;
– die Verhaltenstherapie: Anleitung zur Verhaltensänderung;
– die Psychotherapie: geistig-seelische Stützung und Weiterführung.

Krisenintervention

Die Krisenintervention – Hilfeleistung in der Krise – betrifft im Falle einer Depression häufig die Selbstmordgefahr (Suizidalität). Die Beherrschung einer solchen Situation hängt weitgehend davon ab, in welchem familiären und sozialen Milieu der Kranke lebt und ob gewährleistet ist, daß sich die Familienangehörigen genügend verständnisvoll um ihn kümmern können. Sind die Voraussetzungen günstig, kann die Betreuung ambulant erfolgen. Die Hospitalisierung – *Einweisung in eine psychiatrische Klinik* – ist aber im Falle eines akuten Suizidrisikos nicht zu umgehen. Eine absolut sichere *Suizidprophylaxe* gibt es leider nicht, die beste ist die Früherkennung und das stützende, hilfreiche Verhalten.

Zur *Früherkennung* hilft die Kenntnis der Alarmsignale. Nach Ringel (1973)[16] geht dem Suizidversuch häufig ein sogenanntes *präsuizidales Syndrom* voraus. Es entwickelt sich in drei Phasen:
1. Einengung der Wahrnehmung und Gefühle, Rückzug auf sich, Gefühl der Vereinsamung, Sinn- und Ausweglosigkeit;
2. ohnmächtige Aggressionen und Vorwürfe gegen andere, schmerzliche Resignation, Ankündigung der Suizidabsicht;
3. Flucht in die Phantasie, die zunehmend von der Selbsttötungsabsicht besetzt wird, und Ausmalen der den anderen durch die Selbsttötung entstehenden Leiden.

16 Ringel, E.: Selbstmord – Appell an die anderen, München 1980, S. 15ff.

Das *hilfreiche Verhalten* liegt insbesondere in der Bereitschaft, mit dem Betroffenen offen über seine Suizidabsicht zu reden. Kielholz hat mit seinen Mitarbeitern einen dafür hilfreichen Fragenkatalog erarbeitet (siehe Anhang 3, S. 184). Die im Gespräch sich ergebenden Hinweise auf einen Selbstmord sind *immer* ernst zu nehmen.

»*Ernst nehmen*« heißt:
– den Betroffenen möglichst nicht allein lassen;
– ihn beschäftigen, ablenken, etwas mit ihm unternehmen;
– professionelle Hilfe beiziehen; ärztliche oder seelsorgliche Beratung, pharmaka- und psychotherapeutische Maßnahmen; für die Krisenintervention auch die Telefonseelsorge (vor allem nachts);
– mit ihm im Gespräch bleiben, auch über die Selbstmordgedanken und den Todeswunsch sprechen;
– einen »Vertrag« abschließen, zum Beispiel daß man ihm das Versprechen abnimmt, innerhalb eines klar vereinbarten Zeitraumes keinen Suizidversuch zu unternehmen. Das kann zum Abbau der Suizidgedanken beitragen.

Depression in geistig-seelischer Betrachtungsweise

Gott hat nie anders zum Menschen gesprochen als in der Seele und durch die Seele, und die Seele versteht es, und wir erfahren es als etwas Seelisches ... Das Wort »viele sind berufen und wenige auserwählt« gilt hier wie nirgends, denn die Entwicklung der Persönlichkeit aus ihrer Keimanlage zur völligen Bewußtheit ist ein Charisma (ein Göttliches) und ein Fluch.

C. G. Jung, Briefe I, 132

Wandlung und Neuwerden im Erleben des Menschen

Seelisches kann letztlich nie beschrieben, nur erfahren und erlebt werden. Auch die Mitteilung von authentischen Erfahrungen, wie die folgende Aufzeichnung von Søren Kierkegaard, kann nur die Art des Erlebens schildern, nicht aber die Erfahrung selbst vermitteln.

»Diese Schwere ... diese dunkle Trauer trägt zuweilen unendlich kostbare Frucht: daß der Druck sich löst, daß die innere Eingeschlossenheit sich auftut, und dann jene Leichtigkeit des Daseins aufsteigt; jenes schwebende Gehobensein des ganzen Menschen; jene Durchsichtigkeit der Dinge und des Daseins; jene Klarheit der Schau ... im letzten die innere Gravitation der Seele nach der großen Mitte.«[17]

Ähnliches Erleben beschreibt auch Elischebas Tagebuch: »Ich ahne nur, was mir geschieht – oder weiß ich es? Daß dunkle Nacht sich löst, aufhellt in unbeschreiblicher Lichtfülle, daß Leben – welch ein Leben! – welche Fülle von Leben! – welch ungebändigte Kraft! – wie ein Blitz einbricht und mich hindurchreißt durch Nacht und Feuer (Hölle!) hinein in hellstes Licht und ehrfürchtiges Staunen: Geist *und* Natur, Licht *und* Dunkel, sie vereinen sich, nicht zaghaft, nicht ängstlich – nein leidenschaftlich, als unausweichliches, immer schon keimhaft angelegtes

17 Guardini, R.: Vom Sinn der Schwermut, Zürich 1949, S. 43

Geschick – Gnade könnte man sagen, wäre das Wort nicht zu abgegriffen und zu unverbindlich für ein solches Geschehen. Wie über der schwebenden Jakobsleiter (Traum) steht Jahwe und spricht: ›Siehe, ich bin bei dir, ich werde dich nie mehr verlassen, bis das letzte Pünktlein vollbracht ist und erfüllt ist, was ich dir vom Mutterschoß an verheißen habe.‹ Welche Verheißung! Welche Klarheit, die mich hineintaucht in ein wortloses Schauen: Menschwerdung ist Gottwerdung – Gottesgeburt in der Seele, hier und jetzt geschieht es. Ich ahnte es schon länger: ich bin kein Sandkörnchen, das man zertreten kann, ich bin ein Funke Gottes, herausgefallen aus der Ewigkeit. Und ich muß dahin zurück, und darin liegt der Versuch einer Antwort auf die Frage ›Wer bin ich?‹ Ich: Raum und Zeit gewordene Ewigkeit ...« (in dieser Stimmung entsteht ihre letzte Zeichnung, Bild 48).

Die spirituelle Bedeutung der Depression

Krankheit, Schmerzen und Leiden sind unumgängliche Stufen auf dem Weg des Menschen in seinem Wachsen und Werden. Sie sind gewissermaßen der Preis für seinen inneren (geistigen oder spirituellen) Fortschritt. Wo die Depression als stärkste Äußerung von Leidensdruck nur medizinisch betrachtet wird, wird man alles daran setzen, sie so schnell wie möglich zu therapieren – loszuwerden –, um den Menschen wieder zum leistungs- und funktionsfähigen Mitglied einer ebenso leistungsbezogenen Gesellschaft zu machen. Doch wird so wirklich Gesundsein im Sinne von Heilsein erreicht, oder wird der Akzent auf einen ausschließlich außenorientierten Gesundheitsbegriff gelegt, der den Aspekt des innerseelischen Heilseins vernachlässigt oder außer acht läßt?

Für viele Menschen mag die Rückkehr zur »normalen« Gesundheit im Sinne der Arbeits- und Genußfähigkeit genügen. Für andere – und in der heutigen Zeit nimmt ihre Zahl zu – gibt es keinen Weg zurück in die gewohnte Normalität. In ihnen will sich etwas Neues anbahnen, und dann findet der Mensch nur Frieden, wenn er sich dieser Forderung stellt: der Forderung nicht nach Gesundheit im herkömmlichen Sinne, sondern nach *Heil- und Ganzwerden im Zusammenhang mit einer übergeordneten*

Wirklichkeit. Solche Heilung ist aber nur in dem Maße zu erreichen, als sich innen, im Seelengrund des Menschen, eine Veränderung und Verwandlung vollzieht.

Hintergrund des seelischen Geschehens einer so verstandenen Depression ist dann nicht in erster Linie eine neurotische Störung, sondern ein tieferliegender »Mangel«, eine »existentielle Leere infolge nicht oder einseitig gelebten Lebens« (V. Frankl), »das Zurückbleiben hinter den uns zugemessenen göttlichen Möglichkeiten« (A. Maslow). Hier wird deutlich, daß die Ausrichtung der Seele auf den Prozeß des Reifens dem Menschen ganz und gar unbewußt, aber auch gestört und blockiert sein kann.

Die Mystiker haben immer gewußt und gelehrt, »daß der Mensch seinem Wesen nach immer ein spirituelles Wesen ist, und daß das Ego, bei dem es sich um etwas zeitlich Begrenztes handelt ... sich ihm schließlich überlassen und in ihm aufgehen muß«[18]. Bevor das aber geschieht, wird der Mensch hart und schonungslos von dem inneren Wesen, dem göttlichen Keim in ihm selbst, bedrängt, bis er nach einem langen Prozeß des Verzichts letzten Endes zur »Erleuchtung« und zum eigentlichen Glück gelangt.

Unter diesem Blickwinkel wird die Depression als Auftrag gesehen. Sie hat den Charakter einer Aufforderung, den »Heimweg der Seele« im Prozeß des Hinabsteigens ins Dunkel (in die Nacht) auf sich zu nehmen, um im Hindurchgehen die ureigene Bestimmung zu finden. Die Erfahrung der Depression, so quälend sie sein mag, ist dann zu betrachten als ein Mittel auf dem Weg zum eigentlichen Ziel: zum ganzen Menschen gemäß dem Auftrag Christi: »Werdet vollkommen (= vollständig, ganz), wie euer himmlischer Vater vollkommen ist« (Matthäus 5, 48).

Melancholie – Schwermut

Die geistige Dimension der Depression ist unter einem anderen Begriff bereits hervorgetreten: unter dem der Melancholie. Diese (laut Duden wörtlich: Schwermut, Trübsinn, »Schwarzgalligkeit«) ist mehr und anderes als bloße Trauer, wenngleich das Wort

18 Johanson, T.: Zuerst heile den Geist, Freiburg/Br. 1985, S. 30

in der Umgangssprache (ich fühle mich heute so melancholisch) meist im Sinne von lustlos, pessimistisch, weinerlich gebraucht wird. Dieser Gebrauch des Wortes geht aber am eigentlichen Sinn vorbei. Die Psychiatrie versteht darunter – in Anlehnung an Sigmund Freud – eine echte Geisteskrankheit, etwas Pathologisches, Krankhaftes. Ist die Melancholie aber wirklich ein psychiatrisches Problem?

Romano Guardini sagt dazu im ersten Satz seines Buches »Vom Sinn der Schwermut«: »Die Schwermut ist etwas zu Schmerzliches, und sie reicht zu tief in die Wurzeln unseres menschlichen Daseins hinab, als daß wir sie den Psychiatern überlassen dürften. Wenn wir ... nach ihrem Sinn fragen, so ist damit auch schon gesagt, daß es uns nicht um eine psychologische oder psychiatrische, sondern um eine geistige Angelegenheit geht ... um etwas, was mit den Tiefen unseres Menschentums zusammenhängt.«[19]

Hier wird eine Dimension angesprochen, die das übersteigt, was medizinisch oder landläufigerweise unter einer Depression verstanden wird. Melancholie entspricht in dieser Anschauungsweise dem Begriff der »seelisch-geistigen Depression«, deren letzter und tiefster Sinn in der spirituellen Bedeutung liegt, die aufruft zur religiösen Bewältigung der Krise.

Die dunkle Nacht der Seele bei Johannes vom Kreuz

Johannes vom Kreuz war nicht nur Kirchenlehrer und begnadeter Dichter, er war auch ein Mann des Glaubens mit einer tiefen Kenntnis der menschlichen Seele, auch der »dunklen Nacht der Seele«[20]. In starken Bildern beschreibt er die Notwendigkeit einer

19 Guardini, R.: a.a.O., S. 7

20 Johannes vom Kreuz: Sämtliche Werke 1924–1929, Bd. 5, München 1979⁷, S. 183. Hier besingt er diese dunkle Nacht mit den Worten:
Es war in dunkler Nacht
ich brannt' vor Liebeswehen
– o Glück, das selig macht –
entwich ich ungesehen
und ließ mein Haus in Ruhe stehen.
Dieser dunklen Nacht kommt in seiner mystischen Dichtung eine bedeutsame Funktion zu: die Nacht als Verheißung eines neuen Tages.

»Reinigung« für Gott. Diese Reinigung, Läuterung, Wandlung macht die Seele schließlich fähig, Gott in Liebe zu erfahren. *Liebe* heißt für ihn restlose Einstellung auf Gott und auf Gott im Menschen. Das ist der Weg der Mystik.

Dieser Weg verlangt als erstes totale Loslösung von den irdischen Dingen in einem Prozeß, den Johannes vom Kreuz die *Nacht der Sinne* und die *Nacht des Geistes* nennt. Hier muß der Mensch lernen, sich von Gott allein führen zu lassen. Er muß allen Anfechtungen zum Trotz den einfachen, tiefen Glauben leben, der ihn durch Jesus Christus zur lebendigen Erfahrung einer Umwandlung in der Gnade führen wird.

»Ich bin dankbar und glücklich, mein Herr und mein Gott, für jede Umwandlung, denn sie schafft Raum für dich«, dichtet er in einem seiner Lieder[21]. Diese Lieder sind wie ein Spiegel, der die Bilder seiner Seele in ihrem auf und ab, hell und dunkel widerspiegelt und in denen sich Zustände tiefster Gottverlassenheit mit Stunden höchster Lichtbegnadung abwechseln. Johannes vom Kreuz gehörte zu jenen Menschen, die in die tiefste Tiefe hinabgestoßen wurden, in der der Mensch entweder zerbricht oder aufersteht. Gefangen in den finsteren Schatten der Schwermut, als Verzweiflung sich seiner zu bemächtigen droht, schreibt er gleichsam einen Brief an Gott, um ihm zu sagen, »was ich leide«:

»Wo ist der Ort, wo mein Geliebter weilet?
Warum hat seufzend er mich hier verlassen?
Dem Hirsche gleich ist flüchtig er enteilet
Und hat verwundet mich zurückgelassen.
Ich lief ihm nach und konnt' ihn nicht mehr fassen.«[22]

Der Weg führt ihn in unheimlich niederziehende Abgründe, in denen er, der schwersten Depression vergleichbar, nicht nur Erschöpfung, Trostlosigkeit, Dürre erfährt, sondern auch das grauenhafte Gefühl der Gottverlassenheit, das ihn mit würgendem Griff umklammert.

21 Johannes vom Kreuz: Gotteserfahrung und Weg in die Welt, Freiburg/Olten 1980, S. 109
22 Johannes vom Kreuz: Sämtl. Werke 1924–1929, Bd. 4, S. 7

Im Durchstehen dieser dunklen Nacht, im Aushalten des Leidens der Verlassenheit, erfährt er das reine Licht – Erleuchtung. Nach dieser Erfahrung wird er nicht müde, immer von neuem hervorzuheben, daß man durch dieses »dunkle Gewölk« hindurch *muß*, denn »je tiefer der Liebende verwundet wird, desto vollkommener gelangt er zur Gesundung und Heilung«[23].

Das ist der Höhepunkt dieses Erlebens, *der Aufstieg der Seele zur Vereinigung mit dem Göttlichen:* »Die Liebe allein ist es, welche die Seele einigt und vereinigt mit Gott.«[24]

Ein Mensch, der sich durch die Nacht der Seele hindurchgerungen hat, ist nicht mehr der gleiche. Er wird zu dem, der zu werden er in diese Welt gekommen ist und dessen Inbild er immer schon in sich trägt. So dichtet Johannes vom Kreuz:

»O kristallhelle Quelle,
Wenn doch in deinem Antlitz silberhelle
Du plötzlich bilden möchtest
Die Augen, die ersehnten,
Die ich gezeichnet trag in meinem Innern.«

In diesen Worten zeigt sich das Wissen, daß der Weg der Selbstverwirklichung im letzten Gottesverwirklichung ist (C. G. Jung spricht vom »Selbst«, der Mystiker von Gott) – eine *Geburt des inneren Menschen:* Der Mensch wird frei und damit reif für die Liebe.

Die geistige Entwicklung bei Roberto Assagioli

Das Wissen der Mystik um das Wesen der Seele findet gewisse Parallelen im modernen Denken zur geistigen Entwicklung des Menschen. Ein Beispiel dafür ist Roberto Assagioli, der Begründer der »Psychosynthese«. Der Mensch, sagt er, strebt von Natur aus nach Harmonie in sich selbst und mit der Welt. Die geistige Entwicklung ist deshalb ein wichtiger Bestandteil seiner Lehre. Er unterscheidet auf dem Weg zum vollen geistigen Bewußtsein fünf charakteristische Stadien:

23 Johannes vom Kreuz: Sämtl. Werke, Bd. 3, S. 42
24 Ebd. Bd. 2, S. 127

1. die dem geistigen Erwachen vorangehenden Krisen;
2. die vom geistigen Erwachen hervorgerufenen Krisen;
3. die auf das geistige Erwachen folgenden Krisen;
4. die Stufen der geistigen Umwandlung;
5. die dunkle Nacht der Seele.

Durch diese einander abwechselnden und ineinander verschlungenen Stadien hindurch gelangt der Mensch schließlich zur Reife und zur Erfüllung.

Assagioli geht davon aus, daß der Mensch, der ein Verlusterereignis durchgearbeitet, also die unabdingbare Trauerarbeit geleistet hat, unversehens vor einer neuen Lebenserfahrung steht, die ihm ein Gefühl gibt, als hätte er bis dahin überhaupt noch nicht richtig gelebt. Er ist mit einem veränderten Lebensbewußtsein aus der Krise hervorgegangen, ohne schon selbst ein anderer zu *sein*. Die alten Muster – kindliche Prägungen, störende Charaktereigenschaften – tauchen wieder auf, aber – und das ist der Unterschied – er erfährt sie jetzt bewußter, er kann sie wahrnehmen. Es wird ihm auch bewußt, daß die erreichte Wandlung nie ein endgültiger Zustand ist. Der geistigen Reife können wir uns nur annähern und nur insoweit, als wir bereit sind, Rückschläge auf uns zu nehmen. Die Preisgabe gewordener Verhaltensmuster ist oft lebenslange Aufgabe. Das »Stirb und Werde« ist nie abgeschlossen, es ist ein fortschreitender Prozeß.

Unsere Seele weiß um diesen Weg. Sie weiß, daß in jeder neu auftauchenden Begrenzung und Endlichkeit auch die Chance der nächsten Stufe enthalten ist: Jedem Sterben folgt neues Werden.

Assagioli sagt zur schwierigsten fünften Stufe, der dunklen Nacht der Seele: »Auf die sogenannte ›mystische Kreuzigung‹ oder den ›mystischen Tod‹ folgt die siegreiche Auferstehung, die allen Leiden und allen Störungen ein Ende bereitet, sie im Übermaß belohnt und die völlige Gesundung des Geistes verwirklicht.«[25]

Das heißt: Der Mensch gelangt erst dann zum erfüllten Leben, wenn es ihm auf diesem Wege glückt, frühkindliche Fehlentwicklungen und Belastungen durch seine Persönlichkeitsstruktur bewußtzumachen und aufzuarbeiten.

25 Assagioli, R.: Geistige Entwicklung und nervöse Störungen, Vortrag in: Zschr. f. astrologische Psychologie, Astrolog, Heft 28/29 Okt./Dez. 1985

Es gelingt nicht allen Menschen, diesen Weg zu Ende zu gehen. Sie geben auf, bleiben auf einer Zwischenstufe stehen, der geistige Prozeß bleibt stecken, das Leben erstarrt. In diesem Fall haben die Krisen *regressiven Charakter:* Die Betroffenen bleiben in den Rückschlägen hängen, erfahren nicht den tiefen und eigentlichen Sinn ihrer Krise, nicht den *progressiven* Charakter ihrer Leiden, die eigentlich Wachstumsschmerzen sind und darum Ausdruck von Spannungen oder von Kämpfen zwischen der Persönlichkeit und den hereinbrechenden seelisch-geistigen Energien, die auf Integration hindrängen. In dieser Synthese erst erfüllt sich die *reife Persönlichkeit* und zugleich *»die Vereinigung mit dem Göttlichen«.*

Das Leiden am sinnlosen Leben und die Sinnfindung bei Viktor Frankl

Viktor Frankl bezeichnet die moderne Depression, die sich als Sinnkrise zu erkennen gibt, als »existentielles Vakuum«[26] und macht sie zum Angelpunkt und Zentrum seiner Therapie. Niemals kann dieses Leben, so betont er, »der Ausdruck von Krankheiten am Menschen sein; es ist vielmehr eigentlicher Ausdruck des Menschseins schlechthin, Ausdruck nachgerade des Menschlichsten im Menschen«[27]. Und weiter: »... darunter verstehe ich den grundlegenden Tatbestand, daß Menschsein immer über sich selbst hinaus auf etwas verweist, das nicht wieder er selber ist – auf etwas, oder jemanden: auf einen Sinn, den da ein Mensch erfüllt, oder auf mitmenschliches Sein, dem er begegnet (oder Gott, der sich ihm offenbart). Und nur in dem Maße, in dem der Mensch solcherart sich selbst transzendiert, verwirklicht er auch *sich selbst.*«[28] Er wird der, der er werden muß: »Mensch in all seiner Einmaligkeit und Einzigartigkeit, und das heißt Person, nicht mehr nur ein Mensch unter anderen, *auch* anders als alle anderen.«[29]

26 Frankl, V.: Ärztliche Seelsorge, Grundlagen der Logotherapie und Existenzanalyse, München 1975
27 Ebd. S. 39
28 Ebd. S. 160
29 Ebd. S. 161

Erst dieses – die *geistige Person* – macht eigentlich die Ganzheit des Menschen aus, eine Ganzheit und Einheit, die als *leiblich-seelisch-geistige* Einheit gesehen werden muß. Letztlich »weiß« der Mensch im tiefsten um diese dreifaltige Ganzheit (vgl. dazu Abb. 40, 41 und 42 im Bildzyklus, die ausdrucksstarke Beispiele sind). »Ganzheit«, sagt Frankl, »ist eben eine leib-seelisch-geistige«, und sie bedeutet Integration aller drei Ebenen des Menschseins im gelebten Leben. Frankl kritisiert die Ansätze der Schulmedizin, die vom Grundsatz her nur organisch orientiert sind (von Körper-Symptomen ausgehend) und die auch in einem ihrer neueren Ansätze, »der Psychosomatik« (psychosomatisch = den Körper und die Seele betreffend), das *Geistige* als Mitverursacher von Krankheit und Depression weitgehend ausklammert.

Sowohl die einseitige organ-orientierte Sichtweise der Medizin und der Psychiatrie wie auch eine *nur* psychologisch ausgerichtete Psychoanalyse können dieser Ganzheit des Menschen nie gerecht werden. »Zur Ganzheit gehört immer das Geistige hinzu«, denn dieses ist »der Personkern des Menschen«.

Störung in dieser geistig-personalen Ebene menschlichen Seins führt ebenso zur Krankheit wie eine organische Störung. Frankl nennt diese geistige Störung »noogen«, ein Begriff, den er dem Griechischen entnommen hat (altgriechisch nous = Geist, Verstand, Einsicht, Denken) und der auch mit Sinn und Gesinnung übersetzt werden kann.

Die noogene Störung tritt demnach immer dort auf, wo *Sinn* fehlt, verlorengegangen oder zum »Unsinn« geworden ist, und überall dort, wo die *Gesinnung* dem im individuellen Menschen verankerten Gesetz des Lebenswerdens nicht oder nicht mehr entspricht. Eine noogene (geistige, spirituelle) Neurose oder Depression entsteht, wenn der Mensch an seiner Bestimmung vorbeilebt, Krisen nicht bewältigt, die Zeichen der Zeit nicht annimmt; so zum Beispiel wenn er

– seine Gefühle unterdrückt, Verlustereignisse verdrängt, Trauerarbeit nicht leistet (reaktive Depression);
– an seiner Wesensbestimmung vorbeilebt und sich statt dessen der äußeren Situation einer Leistungsgesellschaft anpaßt (Erschöpfungsdepression als Berufskrankheit);
– in der Monotonie und/oder Langeweile die Sinnwerte des

Lebens und seinen eigenen Selbstwert verliert (Erschöpfungsdepression);
– biologische Krisenzeiten, insbesondere in der Lebensmitte, nicht als notwendige Lebensstufe erkennt und sich nicht darauf einstellt (midlife crisis).

Wenn man in all diesen Situationen einmal von den körperlichen Symptomen absieht, ist allen gemeinsam »die geistige Not«, die »existentielle Krise«, die »Verhaftung an falsche Lebensmuster«, schließlich der Verlust der inneren Lebenskraft und des Lebenswillens; leidend ist hier der *geistige Teil des Menschen.* Da in der Geistigkeit des Menschen auch sein »Wille zum Sinn« wurzelt, ist leicht einzusehen, daß das Wesentliche der Störung in der »Sinnkrise« liegt, im Sinnverlust, im Sinnlosigkeitsgefühl.

Heilung ist ein geistiger Vorgang und geschieht *dann,* wenn dieses Geistige wiedergefunden werden kann und die Seele nicht länger unterdrückt wird. Diese Heilung kann, wie schon bei der medizinischen Betrachtungsweise erwähnt, durch Medikamente höchstens eingeleitet und unterstützt, aber nicht als Endergebnis bewirkt werden.

So bekommt das unerklärliche Sinnlosigkeitsgefühl – gerade durch die Sinnkrise hindurch – einen Sinn: Der Mensch *muß* nach dem Sinn seines Lebens und Daseins fragen, muß sich der Sinnlosigkeit stellen, und in dem Maß, wie er dazu fähig und bereit ist, beweist er den Grad seiner geistigen Mündigkeit.

Die Überwindung der Krise liegt im geistigen Weg zu einem neuen, sinnbezogenen Lebensverständnis, in dem sowohl Lebensbestimmung wie Seinserfüllung gefunden werden können. Diesem Ziel dient auch die von Frankl entwickelte, spezifisch auf die Sinnfrage ausgerichtete Logotherapie. Logos meint das Geistige und darüber hinaus den geistig-spirituellen Sinn.

Die Logotherapie

In der Logotherapie geht man davon aus, daß der im Menschen verwurzelte *Wille zum Sinn* – entsprechend seinem ihm eingeborenen Lebensgesetz, das auf Ganzheit und Erfüllung hindrängt – gefunden oder wiedergefunden werden kann. Diese *Sinnfindung* hilft ihm nicht nur zu überwinden oder zu verändern, was in seinem Leben sinnlos geworden ist und ihn deshalb krank macht, sondern sie vermag auch neue Lebenskräfte in ihm freizusetzen. So wird eine Wandlung bewirkt, aus der *»der geistige Leib«* des Menschen hervorgeht.

In *religiöser* Sprache bezeichnet man dieses Erlebnis der Wandlung als eine »Wiedergeburt«, die Wiedergeburt im Geiste. Frankl bezeichnet sie als »Selbst-Transzendenz des Menschen« und nennt sie »ein fundamental-anthropologisches Charakteristikum«, das heißt eine dem Menschen zur Verfügung stehende Gabe, die es – wenn sie verloren ist – wiederzufinden gilt. Selbstverständlich kann auch die Logotherapie dem Betroffenen diese Arbeit nicht abnehmen. Denn Sinn und Lebenserfüllung können nicht gegeben, sie können nur vom einzelnen selbst gefunden werden[30].

Die seelisch-geistige Hilfe

Seelsorgerliche Begleitung

Seel-Sorge ist priesterlicher Dienst, der – in gewissen Grenzen – von jedem Menschen geleistet werden kann.

Wo immer ein Leiden auch die geistig-seelische Dimension des Menschen mitbetrifft, schwingt die religiöse Ebene mit. Jung hat nach jahrelanger Erfahrung mit seinen Patienten einmal gesagt: »Unter allen meinen Patienten jenseits der Lebensmitte ist nicht ein einziger, dessen endgültiges Problem nicht das der religiösen Einstellung wäre ... und keiner ist wirklich geheilt, der seine religiöse Einstellung nicht wieder erreicht.«[31]

Selbstverständlich kann man diese religiöse Einstellung nicht beliebig herstellen. Der Durchbruch in diese Dimension geschieht auch nicht im Wissen und Wollen, sondern im Vertrauen und Anheimgeben – im Glauben – und erst dann, wenn die Zeit dafür gekommen ist. Solange die religiösen Grundkräfte des Menschen durch Krankheit gestört sind und durch Depression darniederliegen, wäre es illusorisch, sie mobilisieren zu wollen. In dieser Situation bedarf es zunächst einmal des geduldigen,

30 Lukas, E.: Auch dein Leben hat Sinn, Freiburg 1984
31 C. G. Jung, Ges. Werke, Bd. XI, S. 362

liebevollen Begleiters. Es hilft vielleicht nur dieses, daß dieser Begleiter stellvertretend für den Leidenden glaubt, hofft, liebt – und betet.

Psychologisch und geistig orientierte Behandlungsansätze

Der Begriff der psychologischen Behandlung – der Psychotherapie – faßt eine Reihe von verschiedenen therapeutischen Richtungen zusammen, von denen einige die seelisch-geistige Dimension des Menschen mitberücksichtigen, fördern und aufbauen wollen. Nicht alle Therapieansätze sind gleich gut geeignet, um diesen Bereich der Persönlichkeit und/oder tiefere Seelenschichten anzusprechen. Je nach Schwere der Depression, Lebensalter und biographischem Hintergrund mag die eine Richtung mehr und eine andere weniger der jeweiligen individuellen Situation gerecht werden[32].

Bewußt auf die geistig-seelische Entwicklung ausgerichtet sind unter anderen die folgenden Ansätze:

- die Psychosynthese nach R. Assagioli;
- die Logotherapie nach V. Frankl;
- die analytische Therapie nach C. G. Jung;
- die initiatische Therapie nach K. Graf Dürckheim.

Es eignet sich auch nicht jeder Therapeut für jeden Patienten. Oft ist es nicht so einfach, den richtigen zu finden. Weniger entscheidend ist die Zugehörigkeit des Therapeuten/der Therapeutin zu einer bestimmten Schule. Sehr wichtig aber ist, daß eine gute zwischenmenschliche Beziehung sich aufbauen kann und die Lebensanschauungen von Therapeut und Klient nicht allzuweit auseinanderklaffen.

Bei einem ersten Begegnungsgespräch können und sollen alle diesbezüglichen Fragen besprochen und geklärt werden, so daß eine gemeinsame Arbeitsweise sich in den wesentlichen Zügen vereinbaren läßt. In einem solchen Gespräch (und damit in der Entscheidung für oder gegen einen Therapeuten) soll ruhig der eigenen Intuition Raum gelassen werden. Unsere Seele weiß oft sehr gut, was sie braucht und bei wem sie Hilfe finden kann.

32 Seifert, T. / Waiblinger, A.: Therapie und Selbsterfahrung, Stuttgart 1986. Dieses Buch ist hilfreich, um einen umfassenden Überblick über die verschiedenen Möglichkeiten zu bekommen.

Depression als subjektives Erleben

Man kann tun, was man will, es hat alles keinen Sinn.« So seufzt der Prediger im Alten Testament, und der Prophet klagt verzweifelt: »Hast du denn Juda ganz verworfen? Warum hast du uns so geschlagen, daß es für uns keine Heilung mehr gibt? Wir hofften auf Heil, doch kommt nichts Gutes, ach, nur Schrecken« (Jeremia 14, 19). Damals wie heute erlebten und erleben Menschen, wie sie von Traurigkeit, Hoffnungslosigkeit und Not gepackt werden. Und sie erfahren, daß nicht nur »Gott sie verlassen hat«, sondern auch die Menschen – auch die Nahestehenden – sie nicht verstehen. Sie bleiben allein in ihrer tiefsten Not gerade dann, wenn die Nacht der Verzweiflung sich ihrer bemächtigt.

In den *Tagebuchnotizen von Søren Kierkegaard* lesen wir: »Das ganze Dasein ängstigt mich, von der kleinsten Mücke bis zu den Geheimnissen der Inkarnation ... das ganze Dasein ist mir verpestet, am meisten ich selbst. Groß ist mein Leid, grenzenlos; keiner kennt es, außer Gott im Himmel, und er will sich nicht erbarmen.«[33]

Ähnliche Aussagen finden sich über lange Zeit auch in Elischebas Aufzeichnungen: »Nein – da ist nichts mehr – nichts mehr als trostlose Leere – erschöpft, ausgebrannt und gehetzt warte ich auf den Schlaf, der nie kommt. Auch die Tabletten helfen nicht mehr – wozu noch weiterkämpfen? wozu? ...

Die Depression verschlingt mich, und keiner kann mich da erreichen – nichts und niemand. Ich meine, daß ich Nacht und Grauen herausschreien müßte – aber da ist keiner, der es hören könnte oder hören wollte – keiner ... auch Gott nicht! Auch er ist nicht mehr, es sei denn ein Zerstörer, ein unerreichbarer, ferner und dunkler Gott ...

Alles entgleitet mir: ich habe Angst, schreie meine Angst in die Nacht – aber keiner hört sie. Ich bin gefangen in einem kalten Grab: Eiseskälte, blankes Grauen, nacktes Entsetzen, namenlose

33 Guardini, R.: Vom Sinn der Schwermut, Zürich 1949, , S. 43

Angst – einziger Ausweg der Tod! Oben, da lebe ich ein ›normales Leben‹ wie jeder andere auch – tue meine Arbeit, aber wie mühsam ich sie tue! Oh, nur einen kleinen Augenblick erfahren dürfen, daß noch einmal alles anders wird, daß Gott noch da ist... Jeder neue Versuch zu leben scheitert. Die Ärzte stopfen mich voll mit Medikamenten, ich komme mir vor wie ein ›Pillenschlucker‹ – mich ekelt vor diesen Tabletten, sie sollen mir helfen? Welche Ironie: sie machen mich kaputt, oh wie kalt es ist, eisig kalt, 40° unter Null, nein mehr, viel mehr!

Und wieder das Grauen, das Entsetzen, diese unaussprechliche Qual. ›Ein Schaf auf der Schlachtbank‹ kann blöken und ich? – mir bleibt nicht einmal das, ich bin sprachlos geworden, ausgeliefert der Not und der Angst – zerschlagen.«

Später tauchten Zorn und Wut auf: »Nur noch mein Zorn nimmt zu, meine Wut, Selbsthaß und Selbstverachtung. Ich bin ein einziger Aufruhr – suche den Schuldigen, die Schuldigen – oder habe nur ich versagt – ich? Soll *ich* allein schuld sein – immer wieder nur ich? Diese quälende Frage, immer das gleiche, ohne je eine Antwort zu finden ...

Trauer ja – aber Wut und Zorn sind schlimmer. Sie überschwemmen mich. Oh, ich möchte euch sagen ... (ach, wem eigentlich? wer hört schon zu?), ich möchte euch ins Gesicht schleudern: ich will nicht mehr länger euer Sündenbock sein; will nicht von euch außer Gefecht gesetzt werden, tot-geschwiegen und mundtot gemacht: Ich das Opfer, ihr die Schuldigen? – gleichzeitig bin ich nicht nur die Unterlegene, auch die Schuldige ...«

Diese Tagebuchnotizen spiegeln das, was für das depressive Erleben so typisch ist: die namenlose Nacht und die trostlose Qual auf der einen Seite, Schuldgefühle und Versagensängste auf der anderen. Wut und Zorn werden zu Aggressionen, die, wenn sie nach außen kein Ventil finden, sich auf das eigene Selbst richten: Der Depressive selbst führt schließlich »das Schaf zur Schlachtbank«: Das Suizidrisiko wird zum bedrängenden Begleiter.

In dieser Zusammenballung innerer Konflikte läßt sich erkennen, wie groß die Macht der Depression sein kann, wie sehr sie in das Fühlen, Denken und Handeln hineinwirken und wie eine innere Schwingung das ganze Leben, ja die ganze menschliche Existenz durchdringen und beeinflussen kann.

Solches Erleben – so schwer nachfühlbar es auch für den Nicht-Depressiven ist – *ist* für den Betroffenen leidvolle Realität. Wir werden in diesem Buch noch weiteren – auch ganz anderen – Tagebuchnotizen begegnen. Wenn wir diese Notizen als Gesamtheit betrachten, können sie die gewaltige Spannweite der inneren Betroffenheit sichtbar machen, die Schwere, aber schließlich auch die Fülle ihrer Kraft. Wenn es uns gelingt, diese Aussagen nicht wertend, entwertend oder abwertend zu betrachten, allenfalls geistig deutend, kann es uns gelingen, zu entdecken, was Depression *auch* ist, nämlich Weg und Prozeß, der auf Veränderung hindrängt: auf neues Leben hin, auf ein neues In-der-Welt-Sein.

Wege aus der Depression

Alle Bücher dieser Welt
Bringen dir kein Glück,
Doch sie weisen dich geheim
In dich selbst zurück.

Dort ist alles, was du brauchst,
Sonne, Stern und Mond,
Denn das Licht, danach du frugst,
In dir selber wohnt.

Hermann Hesse

Das Leben mit dem Depressiven

Wie erfahren Angehörige die Depression?

Wer mit einem Depressiven zusammenleben muß, weiß, wie schwer dies werden kann. Schwer deshalb, weil die Depression für den Nicht-Depressiven auf die Dauer einfach nicht nachfühlbar ist. Am Anfang mag die Geduld noch hinreichen, aber wenn sich an der Situation des Betroffenen trotz Fürsorge und Mitgefühl, die man ihm entgegenbringt, nichts ändert, wird es schwierig. Rat- und Hilflosigkeit breiten sich aus, ein Zustand, der von den meisten Menschen nur schwer ausgehalten werden kann. Solange man helfen kann und vielleicht auch gewisse Fortschritte sieht, läßt sich manches ertragen. Was aber, wenn diese Hilfe nicht ankommt? Was, wenn wir (aus *unserem* Blickwinkel!) genau sehen, was der Betroffene tun könnte oder müßte, er dies aber nicht tut, ja wenn er hartnäckig darauf besteht, daß er es »unmöglich tun kann«? Unmöglich? Er könnte es doch, wenn er nur wirklich wollte, wenn er sich zusammennähme, anstatt sich hängenzulassen – oder kann er es am Ende doch nicht?

Zur Hilflosigkeit gesellt sich ein Schuldgefühl, das wiederum das Helfen-Wollen aktiviert. Ein circulus vitiosus kommt in Gang: Der Depressive signalisiert: »Helft mir!« Aber wenn wir etwas tun, sehen wir keinen Erfolg – sicher tun wir das Falsche. Das »Helft mir!« verkehrt sich schließlich in sein Gegenteil: »Bleibt weg! Laßt mich! Niemand kann mir helfen.« Und auch das stimmt nicht, denn es ist nur der Verzweiflungsschrei aus der ausweglosen Einsamkeit heraus, als ob dieser Kranke in einem Glashaus säße, aus dem heraus er nach Liebe und Zuwendung schreit, aber gleichzeitig alle Zugänge versperrt.

Wie soll man darauf reagieren? Faust und Hole beschreiben dieses Dilemma der Angehörigen so: »Nach den ersten, eher positiv getönten, mitleidig-hilfsbereiten und unterstützenden Kommentaren wird zunehmend das ›griesgrämige‹, ›langweilige‹, ›gefühlskalte‹, ›jammerige‹ Verhalten des Betreffenden mißbilligt. Man findet den noch nicht als krank Erkannten unnötigerweise überbesorgt, man regt sich über seine übertriebene Empfindlichkeit auf, seine Schwarzseherei erscheint wenig hilfreich, unangemessen oder defätistisch; Wahnideen werden bestenfalls als ›Dummheiten‹ abgetan, wenn die Kritik nicht nach und nach noch schärfer wird.

Bei langer Depressionsdauer, selbst wenn die Krankheit schließlich als solche richtig diagnostiziert ist und sich der Patient in Behandlung befindet, läßt sich eine erschöpfte Unzufriedenheit der Familie häufig nicht umgehen. Der Pessimismus färbt ab, die Hoffnungslosigkeit schlägt in Reizbarkeit um. In der Tat kann es auch für die weniger direkt betroffenen Außenstehenden ausgesprochen belastend sein, wenn der Depressive so desinteressiert und gleichgültig ist. Man leidet darunter, diesen früher meist so fleißigen, zugewandten und hilfsbereiten Menschen untätig, vergrübelt, ratlos, hilflos und apathisch zu sehen, wie er sich nach und nach von alltäglichen Kontakten, schließlich vom gesellschaftlichen Leben überhaupt auszuschließen droht. Besondere Unruhe kommt auf, wenn der Kranke beginnt, von der Sinnlosigkeit des Lebens, vielleicht auch von der Sehnsucht nach dem Tode zu sprechen. Werden Suizidgedanken offen ausgedrückt, sind die Familienmitglieder verständlicherweise aufs höchste alarmiert. Während einer langen Depression können sich die Angehörigen in ständiger Unruhe und Spannung befinden, mitunter sogar selbst bedroht fühlen.«[1]

Was sollen Angehörige wissen?

Die Angehörigen sollen wissen, daß die Depression eine schwere Krankheit ist und ihre Symptome weder Willensschwäche noch Versagen oder gar Böswilligkeit bedeuten, so daß ein »Reiß dich doch zusammen!« nicht nur nicht hilft, sondern beim Depressiven die Schuld- und Versagensgefühle noch verstärkt.

Als Partner des Kranken sollten sie wissen, daß seine Behauptung, die emotionale Bindung sei erloschen oder nie dagewesen, zum Krankheitsbild gehört und meist nicht der Wirklichkeit entspricht. Entscheidungen, die sich darauf beziehen, sollen

1 Faust, V. / Hole, O.: Depressionen (Buchreihe: Compendium Psychiatrie), Stuttgart 1983

möglichst nicht in der depressiven Phase getroffen werden. Der Depressive ist unfähig, seine Situation richtig zu sehen; er ist entscheidungsgehemmt, ja entscheidungsunfähig.

Je besser Angehörige informiert sind oder sich vom Arzt informieren lassen, desto eher können sie sich auch sinnvoll verhalten. Depression ist nicht unausweichliches Schicksal, sondern oft eine Folge von Konflikten und verfehlter Lebensweise, also von Umständen, die nicht sein müssen. Besonders wichtig ist es, zu wissen, daß Selbstmordgedanken Teil des Krankheitsgeschehens sind (nicht moralische Schuld, nicht Sünde) und daß das Suizidrisiko zunimmt, wenn Schuldgefühle und Angst sich zu absoluter Hoffnungslosigkeit steigern. Während solch kritischer Phasen darf der Kranke auf keinen Fall allein gelassen werden. Es ist besser, den Arzt einmal zuviel anzurufen als einmal zu wenig.

Was können Angehörige tun?

Romano Guardini sagt: »In ihrem letzten Wesen ist die Schwermut Sehnsucht nach Liebe. Nach Liebe in all ihren Formen und in all ihren Stufen; von der elementarsten Sinnlichkeit bis zur höchsten Stufe des Geistes.«[2]

Doch so viel Liebe, wie hier ersehnt wird, vermag niemand zu geben. Der depressiv Gewordene muß lernen, *sich selbst* anzunehmen und zu lieben. Das können wir ihm nicht abnehmen. Es bleibt aber ein großes Maß an praktischer Liebe, die wir geben können: zuhören, abwarten, aushalten, mitgehen.

– *Zuhören* heißt, das Leiden des anderen anerkennen. Tun Sie es nicht ab, indem Sie sagen: »Ach, das ist doch alles nicht so schlimm.« Schlucken Sie Sätze mit der Einleitung »Wenn ich du wäre, würde ich ...« hinunter. Man kann einem Depressiven seine Krankheit nicht ausreden. Er selbst kann davon ebensowenig Abstand nehmen wie ein Asthmakranker im akuten Anfall von der Atemnot. Wenn wir das verstanden haben, werden wir zurückhaltender sein mit Ratschlägen. Nicht Rat sollen wir dem Depressiven anbieten, sondern eine liebevolle Hand, die ihn streichelt, oder eine Schulter zum Ausweinen: liebende Annahme im Trotzdem und Dennoch.

2 Guardini, R.: Vom Sinn der Schwermut, S. 46

– *Abwarten, aushalten, mitgehen,* nicht als passives »Ich kann ja sowieso nichts tun«, sondern als klare verläßliche Haltung. Auch das Entlasten von wichtigen Entscheidungen und überfordernden Aufgaben stellt eine Hilfe für den Kranken dar. Vor allem aber hilft der Mut, keine Angst vor dem Leben mit dem Kranken oder der Krankheit zu haben, und die Hoffnung, daß Heilung möglich ist. Es gibt heute konkrete Hilfe, die zu einer Aufhellung der Depression führen kann; sie kann behandelt werden, sei es ambulant oder stationär.

– *Die ärztliche Hilfe unterstützen.* Depressive brauchen einen Arzt, und zwar einen, zu dem sie Vertrauen haben; das kann der Hausarzt sein, ein Psychiater oder ein Internist. Die Zusammenarbeit kann auch Ihnen selbst zugute kommen, indem Sie dabei lernen, das Problem weniger persönlich und mit mehr Abstand zu sehen. Ihre Aufgabe ist dann das Einhalten der Regeln, zu dem der Depressive selbst nicht in der Lage ist:

△ für regelmäßige Einnahme der Medikamente zu sorgen;

△ auf angemessene Nahrungsaufnahme und ausreichende Trinkmenge zu achten;

△ die Strukturierung des Tages (besonders bei Arbeitsunfähigkeit) liebevoll, aber bestimmt zu lenken: aufstehen, Toilette machen, Spaziergänge, Übernahme von kleinen Aufgaben;

△ den telefonischen Kontakt zum Arzt aufrechterhalten (nicht ohne Einbeziehung des Kranken, damit sein Mißtrauen nicht noch verstärkt wird). Dieser Kontakt mit dem Arzt ist nicht nur in der akuten Situation hilfreich, sondern trägt auch dazu bei, mit den Rückfällen einer phasischen (immer wiederkehrenden) Depression besser umgehen zu können.

Was können Angehörige für sich selbst lernen und tun?

– Zu *lernen* ist, daß wir in Lebensschwierigkeiten und akuten Konflikten etwas unternehmen müssen, bevor die Probleme uns überwältigen. Streß muß man ernst nehmen. Probleme muß man aufarbeiten. Körperliche Beschwerden muß Ihr Arzt beurteilen. Gehen Sie rücksichtsvoll mit sich selber um.

– Zu *tun* ist das Sorgetragen für sich selbst. Das Zusammenleben mit Depressiven kann eine langwährende Belastung sein.

Durchtragen kann das nur, wer auch für sich selbst sorgt, die eigenen Grenzen akzeptiert und das Gleichgewicht von Geben und Nehmen aufrechterhält[3]. Denn:

△ dem anderen zuhören kann nur, wer für sich selbst eine »Klagemauer« gefunden hat;

△ abwarten und aushalten kann nur, wer seine Geduld nicht überstrapaziert, und das heißt: Pausen einlegen, Distanz schaffen, sich Freiräume zugestehen und positiv gestalten, sich immer mal wieder eine Freude gönnen.

– *Einen Ort haben, wo man selbst verwurzelt ist.* Vor allem dann, wenn der depressive Mensch, den wir begleiten, in tiefer Not gefangen bleibt, wenn Leere, Angst und Hoffnungslosigkeit ihn einschließen, kann es bedeutsam sein, wenn jemand da ist, der stellvertretend für ihn glaubt und hofft.

Im christlichen Glauben können wir, wenn das Gebet des Kranken verstummt, stellvertretend die Klage und Bitte um Heilung vor Gott tragen. Wenn sonst nichts mehr trägt, wir mit unseren Möglichkeiten an eine Grenze stoßen und Hilfe menschenunmöglich geworden ist, ist sie doch nicht gottunmöglich.

Ingrid Weber-Gast schreibt dazu aus eigenem Erleben: »Nein, wer noch den mindesten Trost, die mindeste Selbstgewißheit aus seiner Traurigkeit schöpfen kann, der steht noch diesseits des Grabens, der weiß noch nicht, was jenseits auf Menschen warten kann, weiß noch nicht, welche Hölle auf Erden es gibt. Weiß noch nicht, daß es nachher zu den größten Wundern gehören wird, daß man ihr wieder lebend entkommen kann. ... Denn es scheint ja gerade das Tückische jener Krankheit zu sein, daß sie die Hoffnungskraft eines Menschen von innen aushöhlt. Wer an einer Depression erkrankt, den erreicht eben der Trost des Glaubens nicht mehr, anders als bei jeder anderen Krankheit, und gerade diese Unerreichbarkeit macht das Verzweifelnde des Leidens aus. ... Manchmal denke ich darum, daß wir für diese Kranken ganz besonders beten müssen, aber vor allem, daß wir uns ihrer ganz besonders annehmen müßten.«[4]

3 Juchli, L.: Pflegen – Begleiten – Leben, Basel 1986. Insb. die Kapitel Begleiten, S. 21, Entspannen, S. 49, Freie Zeit, S. 61, Kräfte der Selbstheilung, S. 107, Vom Sinn der Schwermut, S. 219

4 Weber-Gast, I.: Weil du nicht geflohen bist vor meiner Angst. Ein Ehepaar durchlebt die Depression des einen Partners, Mainz 1978

Das Leben mit der Depression

Weg-Geleit

Der Weg aus der Depression
ist ein Weg nach innen,
der im Außen – Schritt um Schritt –
gegangen werden muß.
Und keiner kann diesen Weg allein gehen.

Wie können Sie die Depression bewältigen?

Die Depression ist kein genetischer Mangel und keine geheimnisvolle Krankheit, die über uns kommt. Wir schaffen sie uns selbst, und so wie wir sie schaffen, können wir sie auch abschaffen.«[5] Doch wie das »Anschaffen« seine Zeit brauchte, so braucht auch das »Abschaffen«, das Wieder-in-Ordnung-Kommen, seine Zeit[6].

Man kann lange von seiner Substanz zehren, bis die psychischen Reserven erschöpft sind. Die Krankheit ist vielleicht jahrelang ignoriert worden, bis die Depression zum vollen Ausbruch kam. All das, was über viele Jahre hinweg bis zu diesem Ausbruch geführt hat, kann nicht von heute auf morgen aus dem Wege geräumt werden; je mehr Belastendes sich angesammelt hat, desto schwerer ist die Depression und desto langwieriger der Prozeß des Durchgangs.

Sie können den Schweregrad Ihrer Depression anhand des Einschätzungsbogens (Anhang 1, S. 182) selbst zu bestimmen versuchen. Liegt eine schwere Depression vor, dann ist ärztliche und medikamentöse Hilfe vorrangig geboten. Medikamente können zwar keine Heilung bewirken, denn eine Depression ist nicht durch ein Antidepressivum abzutöten wie Bakterien und Bazillen

5 Rowe, D.: Ich entscheide mich für das Leben, München 1985, S. 21
6 Vgl. ebenda S. 187ff.

durch ein Antibiotikum. Sie können aber – und das ist ihre segensreiche Wirkung – die Bewältigung der Depression erleichtern, indem sie eine sogenannte »Aufhellung« der Grundstimmung bewirken. Sie haben also die Bedeutung von einer Art »Krücken«; analog zu einem Beinbruch erleichtern sie das Gehen, schonen die Kräfte, geben dem Organismus Zeit, die eigenen Selbstheilungs- und Regenerationskräfte wieder zu mobilisieren. Krücken sind aber keine Dauerlösung; eines Tages müssen Sie selber wieder gehen, und gehen heißt: ohne Krücken auskommen. Aber bis Sie soweit sind, brauchen Sie Hilfe, medikamentöse wie psychotherapeutische: so viel, wie für Sie nötig ist, und so lange, bis Sie wieder in der Lage sind, das Steuer Ihres Lebensschiffes selbst in die Hand zu nehmen.

Das ist dann der Fall, wenn Ihnen Ihre Selbstheilungskräfte wieder zur Verfügung stehen und Sie die Fähigkeit wiedergefunden haben, mit ihnen zu arbeiten.

»Abschaffen« der Depression bedeutet also auch das Übernehmen von Eigenverantwortung und das eigene Tun. Damit meine ich nicht, was man fälschlicherweise darunter verstehen könnte: die Anspannung des Willens oder das Wollen-Müssen (gerade dies hat Sie vielleicht sogar krank werden lassen), sondern es geht um die Wiederbesinnung auf die *innere Motivation*, um die Sinnfindung. Es gilt, die *Kraft aus der Tiefe* wiederzufinden.

Wie können Sie die Behandlung unterstützen?

Wo Selbsthilfe *nicht mehr* oder *noch nicht* möglich ist, auch nicht mit der Unterstützung von Angehörigen und Freunden, ist professionelle Hilfe der einzige Weg aus der Sackgasse. Dann sind folgende Punkte zu beachten:

1. Behalten Sie den Kontakt zum Arzt. Lassen Sie diesen Faden nicht abreißen!
2. Behalten Sie die Kontrolle über die Medikamente. Lassen Sie sich nicht zum »Griff nach der Pille« verleiten.
3. Behalten Sie (falls sie notwendig wurde) die Übersicht über die stationäre Behandlung. Lassen Sie sich nicht vom »Sog des Rückzuges« leiten.

Die Kontakte zu Ihrem Arzt

Stimmungsschwankungen während der Therapie sind normal. Trotz Medikamenteneinnahme und vorübergehender »Aufhellung« können der Leidensdruck der Depression und damit die Suizid-Impulse wieder zunehmen. Regelmäßige Kontakte mit dem Arzt dienen sowohl Ihrer Sicherheit wie Ihrem Bedürfnis nach einem Menschen, der Sie versteht und der das, was Sie erfahren, kennt und ernst nimmt.

Der Arzt wird mit Ihnen ein »Arrangement« treffen, das heißt, er wird zur Regelung der ambulanten Behandlung feste Termine ansetzen, die Sie ohne dringende Notwendigkeit nicht absagen sollten. Die Einhaltung dieser Termine ist mit ein Teil der Behandlung und Ihre Kooperation der Anfang der Gesundung.

Haben Sie den Mut, mit dem Arzt offen über Ihren Zustand zu sprechen. Verdecken Sie kritische Phasen nicht, indem Sie sie verharmlosen. Denn gerade jetzt brauchen Sie vermehrt Hilfe, vielleicht auch die Zusicherung des Arztes, daß Sie ihn jederzeit anrufen können. (Sie dürfen den Arzt auch darum bitten.) Nehmen Sie ein vom Arzt Ihnen vorgeschlagenes »Bündnis« im Zusammenhang mit Selbstmord-Impulsen ernst. Er soll sich absolut auf Sie verlassen können. Das ist *Ihr* Anteil, alles andere können Sie dem Arzt überlassen.

Viele Ärzte werden Ihnen eine sogenannte »Familienkonfrontation« vorschlagen. Gemeint ist damit ein einmaliges, bei Bedarf wiederholtes Gespräch zusammen mit Ihrem Partner oder der ganzen Familie. Es kann zu Hause, in der Praxis oder in der Klinik stattfinden. Dieses Gespräch dient der Information und soll Ihren Angehörigen helfen, mit der Situation besser zurechtzukommen, wodurch das Zusammenleben verbessert werden kann.

Sie sollen auch wissen, daß *Mißtrauen* ein Teil der Krankheit ist. Scheuen Sie sich also nicht, über Vermutungen, die Sie beunruhigen (»Redet man über mich bei meinem Arbeitgeber, bei meinen Angehörigen?«), mit Ihrem Arzt zu sprechen. Verabreden Sie mit ihm, daß Sie immer über gewünschte Informationsgespräche unterrichtet sind.

Denken Sie daran: Die unabdingbare Grundlage einer erfolgreichen Therapie sind das Vertrauen und eine Beziehung, auf die Sie sich verlassen können.

Die Kontrolle über die Medikamente

Die Verordnung der medikamentösen Therapie ist zwar eine Sache des Arztes; eine optimale Wirkung kann aber nur dann erreicht werden, wenn Sie Ihren Teil dazu beitragen:

– Sie sollen so viel über Ihre Medikamente wissen, daß Sie nicht das Gefühl haben müssen, einen »unberechenbaren Fremdstoff« einzunehmen;

– Sie sollen die zu erwartende Wirkung kennen, damit Sie den Arzt über die Wirkung, die Sie selbst spüren, informieren können;

– Sie sollen auch die Nebenwirkungen kennen (Mundtrockenheit, Konzentrationsschwäche, Müdigkeit usw.), damit Sie abschätzen können, was als Nebenwirkung zu bewerten ist:

△ Das *benommene Denken* zum Beispiel ist Teil der beruhigenden und schmerzdämpfenden Wirkung der Medikamente. An diesem Punkt müssen Sie so bald wie möglich selbst die Kontrolle übernehmen. Medikamente haben nicht den Zweck, daß man sie gehorsam und kritiklos schluckt; entscheiden Sie so weit wie möglich mit, wie klar Sie denken wollen und wie Sie mit Ihrer Umwelt kommunizieren möchten, und sprechen Sie darüber mit Ihrem Arzt. Bei allem medizinischen Wissen, das der Arzt Ihnen voraus hat, sind Sie selbst Fachmann/Fachfrau hinsichtlich Ihrer eigenen individuellen Reaktionsweise und Ansprechbarkeit. Hier sind Sie aufgerufen mitzuentscheiden, was Ihnen erträglich und wünschenswert ist.

△ *Störungen der Gedächtnisfunktion* werden verschwinden, wenn die Medikamente abgesetzt sind, und es ist unnötig, sich Sorgen zu machen, sie könnten irreparabel sein. Ebenso vergeblich ist es, sich krampfhaft um ein besseres Gedächtnis zu bemühen. Der Versuch, sich gewaltsam an etwas zu erinnern, ist immer zum Scheitern verurteilt, wie bei Erinnerungslücken an gesunden Tagen: Ein Name fällt einem entweder sofort ein oder trotz allen Bemühens gar nicht. Erinnern ist ein spontaner Vorgang, den man abwarten muß, aber nicht erzwingen kann. Übungsprogramme sind hier nutzlos. Behelfen Sie sich einstweilen mit Notizblock und Terminkalender.

– Nehmen Sie *nur* die verordneten Medikamente ein und vermischen Sie diese nicht mit einer Selbstmedikation, denn das kann gefährliche Folgen haben. Nicht alle Medikamente vertragen sich, und schon kleine Mengen einer Kombination können zu einer gravierenden Medikamentenvergiftung führen.

– Zum Schluß: Haben Sie den Mut, auch die Zeichen der Besserung wahrzunehmen! Lassen Sie dann die Medikamente aber nicht einfach weg, sondern besprechen Sie das Abbauen derselben mit dem Arzt.

Wer Medikamente einnimmt, muß wissen: Sie sind sowohl ein Heilmittel wie ein Gift. Mißbrauch ist gefährlich, Abhängigkeit ein Übel. Zweckmäßiger, verantwortlicher Gebrauch ist ein Segen. Das heißt für Sie: Disziplin im Einnehmen in bezug auf Zeitpunkt, Dosierung und Selbstbeobachtung (Wirkung und Nebenwirkung).

Hinweise zum Problem der stationären Behandlung

Stationäre Behandlung *kann* notwendig sein:

– zur Intensivierung einer Antidepressions-Therapie (zum Beispiel mittels Infusionen);
– zur Ausschöpfung weitergespannter Therapie-Angebote, die nur die Klinik bieten kann;
– zur Krisenintervention (bei Suizidrisiko) oder zum Auffangen einer akuten Gefährdung (Suizidversuch, Medikamentenvergiftung).

Eine Klinikeinweisung kann beides sein: *Erleichterung* (endlich nicht mehr für sich selbst verantwortlich sein zu müssen) und/oder *Bedrohung*: Was wird mir geschehen? Was denken die anderen? Da gerade das Abgestempeltsein durch den Aufenthalt in einer »psychiatrischen Anstalt«, wie diese Klinik immer noch abwertend genannt wird, für viele Menschen besonders schwer zu ertragen ist, werden heute große Anstrengungen gemacht, um Alternativen dazu zu schaffen.

Es gibt inzwischen sogenannte »Psychiatrie-Stützpunkte« und psychosomatische Abteilungen in Akutkrankenhäusern sowie sozialpsychiatrische Einrichtungen. Orientieren Sie sich, welche Alternativen in erreichbarer Nähe Ihnen im Bedarfsfall zur Verfügung stünden.

Wenn Sie bereits einen Klinikaufenthalt hinter sich haben, werden Sie weniger geängstigt sein von Klischeevorstellungen, denn Sie haben schon Ihre eigenen Erfahrungen gemacht –

positive und/oder negative. Eine große Gefahr liegt auch in der positiven Erfahrung: wenn Sie die Klinik nicht nur als Atempause, sondern als Zuflucht erfahren. Worin liegt der Unterschied?

Die *Atempause* gibt Ihnen den notwendigen Schutzraum, um in Ruhe über sich, Ihre Situation, Ihre Schwierigkeiten nachzudenken und frei von Berufs- und Alltagsdruck darüber zu sprechen, um dann mit neuem Mut ins Leben zurückzukehren.

Die *Zuflucht* wird zum Fluchtpunkt, zum Sog in einen Zustand des Umsorgtwerdens, des Sich-treiben-lassen-Könnens. Das kann so weit führen, daß bei den kleinsten Problemen die fixe Idee auftaucht, daß es in der Klinik besser sei, und Sie vom Arzt wieder eingewiesen werden wollen. Diesen Teufelskreis, der als Ausweichen vor Schwierigkeiten zu verstehen ist, kann man aber, wenn man ihn durchschaut, aus eigenem Willen mit Erfolg durchbrechen.

Nach der Entlassung aus einem psychiatrischen Krankenhaus kann es schwer sein, mit dem Etikett oder dem Stigma, ein psychiatrischer Fall gewesen zu sein, fertig zu werden. Ressentiments und Angst gegenüber allem, was mit Psychiatrie zu tun hat, sind sehr verbreitet, man denke an Bezeichnungen wie »Klapsmühle« oder »Irrenhaus«. Nach einem Klinikaufenthalt begegnen Ihnen möglicherweise viele Mitmenschen unsicher und gehemmt; man spricht nicht darüber, denkt aber daran.

Hier gibt es nur einen Weg: Sie selbst müssen Ihr Schicksal in die Hand nehmen. Diskussionen und Erklärungen nützen nichts, um Vorurteile zu beseitigen. Dagegen verschwinden diese von selbst, wenn Sie durch Ihr Ja zum Leben und Ihre wiedergewonnene Selbstachtung den lebendigen Beweis dafür abgeben, daß die Depression für Sie ein zwar schwerer, aber sinnvoller Weg war, an dem Sie gelernt haben und an dem sie gewachsen sind.

Denken Sie daran: Krankwerden und Kranksein sind keine Schande. Sie brauchen sich Ihrer Depression nicht zu schämen, auch nicht Ihrer Schwäche. Gesundwerden ist nicht leicht, aber *möglich*, und es vollzieht sich letzten Endes immer außerhalb der Klinik. Für diesen Weg zum »Leben danach« soll Ihnen das folgende Kapitel weitere Impulse geben. Sobald Sie auf dem Wege der Wiederherstellung sind, das heißt die dunkelste Phase überwunden haben, können Sie sich (im günstigsten Falle kombiniert mit einer Psychotherapie) daran wieder orientieren.

Gesunden aus eigener Kraft – Hilfe zur Selbsthilfe

Jede Angst, Not und Krankheit ist individuell und jede verlangt eine individuelle Antwort, und in jedem Einzelfall steht die Möglichkeit des Vertrauens gegen die Angst erneut auf dem Spiel. Umgekehrt bedeutet jede Heilung für sich in all ihren Details etwas Wunderbares, das Wunder aber ist in jedem Einzelfall ein ureigenes Wagnis und eine Erwählung der ganzen Existenz.«[7]

Dieses »ureigene Wagnis« und diese »Erwählung«, die man selbst treffen muß oder die in uns getroffen werden, sind wahrlich groß – nämlich nichts geringeres als der Mut und die Bereitschaft, nicht mehr krank und depressiv sein zu wollen, sondern gesund und lebensfähig zu sein. Das ist der erste Schritt überhaupt.

Der zweite liegt in der Wiederherstellung eines normalen Lebensrhythmus. Das scheint am Anfang eine kaum zu bewältigende Aufgabe zu sein. Wie soll uns das gelingen?

Die vorläufige Antwort, die noch zu begründen sein wird, lautet: Es kann gelingen, weil wir alle dazu notwendigen Kräfte immer schon *in uns* tragen.

Im einzelnen stellen sich hier Fragen

1. nach unserer Sichtweise vom Menschen, und ob diese eine ganzheitliche und gesundheitsorientierte ist;
2. nach den daraus abzuleitenden möglichen Wegen aus der Depression;
3. nach so sich ergebenden Selbsthilfemöglichkeiten.

Die ganzheitliche Sichtweise vom Menschen

Die Umsetzung einer ganzheitlichen Auffassung vom Menschen in gelebtes Leben ist ein lebenslanger Prozeß[8]. Je mehr ein Mensch sich dessen bewußt ist, was ganzheitliches Leben für ihn persönlich bedeutet, desto mehr Zugang hat er zu seinen kreati-

7 Drewermann, E.: Tiefenpsychologie und Exegese, Bd. II, Olten/Freiburg i. Br. 1985, S. 208

8 Juchli, L.: Heilen durch Wiederentdecken der Ganzheit, Stuttgart 1985

ven Kräften, desto besser wird er seine Lebenserwartungen aktiv umsetzen können, und um so höher ist das ihm erreichbare Maß an Gesundsein.

Umgekehrt hat der weniger entwickelte und infolgedessen auch weniger gesunde Mensch oft auch weniger Zugang genau zu denjenigen Potentialen, die ihm helfen und ihn fördern würden.

Das trifft in hohem Maße für den Menschen in der Depression zu. Er hat wenig Zugang zu Werten wie *Zugehörigkeit* (Eingebundensein in ein größeres Ganzes), *Beziehung zu einem Du* (als Mensch, Welt, Gott) und *Beziehung zu sich selbst* (innere Motivationen, Gefühle, Strebungen). Er leidet an diesen Mängeln, ohne etwas daran ändern zu können. »Gesundheit ist eben nicht einfach Abwesenheit von Krankheit, nicht einmal deren Gegenteil«, sagt A. Maslow. Er erläutert dies so: »Es müssen auch die höchsten Fähigkeiten des Menschen ernst genommen werden ... und daß dies gelingt, dürfen wir eben nicht beim Kranken ansetzen.«[9]

Bevor ich im einzelnen zu den Möglichkeiten der Selbsthilfe komme, möchte ich hier diesen Impuls aufnehmen und nach dem gesunden Menschen fragen, nach einem Menschenbild also, dem eine möglichst ganzheitliche und das heißt wachstumsorientierte Denk- und Sichtweise zugrunde liegt.

Einem solchen *Menschenbild* würde ich die folgenden Annahmen zuordnen:

1. Der Mensch ist ein Geschöpf Gottes und hat als sein Abbild und Ebenbild teil an der göttlichen Kraft (Gnade).
2. Jeder Mensch ist einmalig und einzigartig und ist in seinem So-Sein wichtig. Er hat die Fähigkeit, sich anzunehmen und zu lieben.
3. Der Mensch hat teil an der bewußten und der unbewußten Welt und an der Gegensätzlichkeit des Lebens. Er trägt in sich Gefühle, die einander widerstreiten: Freude – Trauer; Liebe – Haß; Sanftmut – Zorn und so weiter.
4. Der Mensch braucht den Menschen, er ist ein Beziehungswesen und hat als solches teil an einem größeren Beziehungsnetz (Mitmenschen, Lebenswelt).
5. Er ist ein Wachsender, Werdender und ein Sich-Verändernder.

9 Maslow, A.: Motivation und Persönlichkeit, Reinbek 1981, S. 61

Als solcher hat er die Möglichkeit, ein anderer zu werden, und die Fähigkeit, der zu werden, der er werden kann und soll.
6. Jeder Mensch ist in sich gesund. Er hat für seine Gesundheit Sorge zu tragen in Verantwortlichkeit gegenüber den Möglichkeiten und Grenzen, die ihm zugemessen sind.

Wenn wir nun diese Annahmen auf ihre *Kehrseite* überprüfen, dann fällt auf, daß wir auf genau jene *irrationalen* Annahmen und Vorstellungen stoßen, die fast alle Depressiven beschäftigen. Irrationale Vorstellungen sind Ansprüche und Erwartungen, die Menschen gegenüber sich selbst und der Umwelt hegen und von denen sie glauben, daß sie sie auf *jeden* Fall erfüllen müßten, ohne zu sehen, daß dies unweigerlich zur Überforderung führen muß.

Machen Sie den Versuch, die folgenden irrationalen Annahmen für sich selbst zu überprüfen. Schauen Sie gleichsam in einen Spiegel und schätzen Sie ab, was für Sie stimmt und was nicht. Unternehmen Sie diesen Test aber bitte nicht wie ein Griesgram, der nur darauf aus ist, möglichst viel Unangenehmes zu finden, sondern wie ein verspieltes junges Mädchen, das mit allen ihm zur Verfügung stehenden Registern sein Gesicht stimmig machen möchte. Vielleicht gelingt es Ihnen sogar, über die Schönheitsfehler, die Sie entdecken, ein wenig zu lächeln. Sie können sicher sein, daß Sie sich damit einem guten Begleiter zuwenden: dem *Humor*. Er zeigt, daß es immer auch eine andere Seite gibt, einen anderen Weg, die Dinge zu sehen.

Irrationale Vorstellungen

1. Man bekommt nichts geschenkt, sondern muß immer alles selbst tun.
2. Man selbst ist nicht gut genug, man genügt nicht, weder den eigenen Anforderungen noch denen der anderen, und alle anderen machen es besser, kommen besser an und haben mehr Ansehen.
3. Man darf nur gute und positive Gefühle haben, und negative Gefühle sind schlecht und dürfen unter keinen Umständen sein.
4. Es ist eine Katastrophe, wenn es im Zusammenleben Reibungen und Konflikte gibt, und es ist unbedingt notwendig, von allen Menschen geliebt und akzeptiert zu werden.
5. Für einen erwachsenen Menschen ist es unbedingt notwendig, perfekt zu sein, auf gar keinen Fall dürfen ihm Fehler

unterlaufen, und Ziele müssen immer und ohne Umwege erreicht werden.
6. Große Leistungen und/oder aufopfernder Dienst für andere sind wichtiger als die eigene Gesundheit und das eigene Wohlbefinden, und man darf niemals zuerst an sich selbst denken, schon gar nicht an den eigenen Körper.

Wo ein Mensch anstelle der positiven, wachstumsorientierten Vorstellungen die irrationalen überfordernden zu verwirklichen sucht, stellt sich über kurz oder lang Erschöpfung ein, schließlich Krankheit und Depression. Wenn Sie aus dieser Situation herauskommen wollen, müssen Sie umdenken und neue Wege suchen. In Umkehrung der irrationalen Annahmen in positive und wachstumsorientierte ergeben sich die folgenden Richtlinien, die dann logischerweise auch die »natürlichen«, und das heißt die in Ihnen angelegten Wege sind.

Wege aus der Depression

1. Leben Sie aus der innersten Kraftquelle Ihres Seins. Religiös betrachtet ist es die Gnade.
2. Seien Sie nett zu sich, denn Sie sind es wert.
3. Akzeptieren Sie Ihre Gefühle, gehen Sie unparteiisch mit ihnen um, auch die weniger positiven sind Teil Ihrer selbst.
4. Nehmen Sie Kontakte auf mit Menschen, suchen Sie jemanden, mit dem Sie reden können.
5. Denken Sie daran, daß auch Sie sich ändern können und dürfen, und probieren Sie neue Lebens- und Verhaltensmuster aus.
6. Tun Sie etwas Gutes für Ihren Körper, er wird es Ihnen danken; akzeptieren Sie die Ihnen zugemessenen Grenzen.

Ein kleines Selbsthilfeprogramm

1. Leben Sie aus der inneren Kraftquelle

Haben Sie den Mut, nicht mehr so viel zu müssen. Wer aufhört, sich dauernd zu bemühen, und statt dessen mehr Muße und Nichtstun zuläßt, braucht nicht mehr so viel Angst zu haben.

Suchen Sie neue Möglichkeiten des Zugangs zu sich selbst: Schreiben Sie ein Tagebuch, malen oder zeichnen Sie, modellieren Sie mit Knetmasse oder Ton; nehmen Sie Ihre Träume ernst, lernen Sie eine einfache Entspannungstechnik. Sprechen Sie mit jemandem über die dabei gemachten Erfahrungen.

2. *Seien Sie nett zu sich*

Selbstachtung zu lernen ist vielleicht der Punkt, der am schwierigsten anzugehen ist. Gelingt das aber, so wird alles einfacher. Durchbrechen Sie das Gedankenmuster, nichts wert zu sein, und tun Sie statt dessen etwas Gutes für sich selbst, verwöhnen Sie sich auch einmal und üben Sie Äußerungen wie: »Meine Bedürfnisse sind wichtig.« Achten Sie auf Ihre Reaktionen, wenn jemand Ihnen etwas Lobendes sagt. Sagen Sie nicht: »Das hätte besser sein können« und ähnliches, sagen Sie einfach: »Danke schön, das tut mir gut« und verschlucken Sie den üblichen Nachsatz, der alles so elegant abwertet.

3. *Lassen Sie Ihre Gefühle zu*

Warum sollten Sie dies auch nicht, dazu sind sie ja da. Das ist leichter gesagt als getan. Wahrscheinlich tragen Sie in sich sehr alte, vielleicht aus frühester Kindheit herrührende Reaktionsmuster, die Ihnen dauernd einflüstern, daß Sie stark sein müssen, nicht fluchen und schon gar nicht aggressiv sein dürfen. Wer es lernt, Ärger, Schmerz und Wut auszusprechen, kann den Panzer lockern. Fluchen kann heilend wirken (vergleiche das lebendige Beispiel der Fluchpsalmen in der Bibel).

Da Depression mit verdrängter Aggression zusammenhängt, ist es notwendig, aufzudecken, wer oder was Sie verletzt hat. Schieben Sie Schuldgefühle nicht länger hin und her, sondern erlauben Sie sich, zornig zu sein. Wenn Sie sich die Wut zugestehen können, lassen Schuldgefühle und Selbstvorwürfe nach, und der Weg wird frei, um neue Verhaltensmuster für sich auszuprobieren.

4. Suchen Sie jemanden, mit dem Sie reden können

Sich bei jemandem ausweinen zu können durchbricht die Isolation. Sie müssen nicht alles selber und allein bewältigen können, auch nicht alles bei sich behalten wollen. Sie brauchen einen Menschen, dem Sie sich anvertrauen können, jemanden, der Ihnen zuhört. Manchmal ist es besser, den Gesprächspartner außerhalb der Familie zu suchen. Wichtig ist, daß Sie von diesem Menschen angenommen werden, wie Sie sind.

Ganz besonders hilfreich ist es, jemanden zu finden, der selbst an einer Depression gelitten und sie bewältigt hat. Vielleicht ist es notwendig, mit jemandem zu reden, dessen Beruf es ist zuzuhören: ein Therapeut, ein Seelsorger.

Haben Sie den Mut, Ihre Geschichte zu erzählen – nicht nur einmal, sondern wiederholt. Im Erzählen geschieht Durcharbeiten, und darin ist Befreiung möglich.

Natürlich kann sich nicht jedermann zu jeder Zeit hilfreich und zuhörbereit verhalten. Ziehen Sie sich trotzdem nicht sofort ins Schneckenhaus zurück, sondern bleiben Sie im Gespräch, gleichsam »am Apparat«.

5. Auch Sie können etwas ändern

Neue Denk- und Handlungsmuster findet man meist nicht allein. Auch hier gilt, daß Sie einen Gesprächspartner brauchen, der Sie auf Ideen bringt, der Ihnen neue Denkanstöße gibt und der Ihnen zum Beispiel sagt: »Versuchen Sie doch einmal, eine Woche lang jeden Tag eine Sonne zu malen.«

Bevor man etwas verändern kann, muß man wissen, *was* man verändern soll. Sie müssen also zuerst Ihre depressiven Denkmuster und irrationalen Vorstellungen entdecken. Und dann? »Mutig in den sauren Apfel beißen.« Man braucht Mut, um die eingefahrenen Pfade zu verlassen und Neues auszuprobieren; Mut, das »Ja-aber-das-kann-ich-nicht-Spiel« ehrlich anzuschauen und gegen neue, zweckmäßigere Reaktionsmuster auszutauschen. Lösungen findet man oft weniger mit dem Kopf. Dafür könnten Sie vielleicht anfangen, auf Ihre Träume zu achten.

6. *Tun Sie etwas für Ihren Körper*

Alles, was Sie tun, ist gut, wenn es Ihnen gut tut und Ihnen hilft, aus der Lethargie herauszukommen: Laufen, Schwimmen, Gymnastik, Konditionstraining, Gartenarbeit. Auch Praktiken wie Eutonie, Atemarbeit, Bioenergetik können viel bewirken. Es empfiehlt sich, vor einer Entscheidung für eine bestimmte Übung sich mit dem Arzt zu beraten.

Stellen Sie sich auch einmal die Frage, ob und wie Sie auf die Signale des Körpers achten, vor allem dann, wenn die Ursache der Depression in einer Erschöpfung liegt. Es gilt, mit etwas Phantasie andere – gesündere und angemessenere – Lebensformen zu finden. Wenn Sie von sich glauben, sie seien phantasielos, ist das der beste Beweis dafür, daß Sie es nicht sind! Denn eine solche Annahme ist die größte Phantasie, die wir haben können. Also: Sie werden auch weitere Phantasien finden; reden Sie mit jemandem darüber, auch dadurch können Sie Impulse bekommen.

Was kann ich wirklich tun?

Sicher haben sie unter diesen sechs Themenkreisen Anregungen für einen gesünderen Weg gefunden. Überprüfen Sie, was Sie nun *wirklich* in Angriff nehmen möchten. Gehen Sie dabei vor wie folgt:

1. Streichen Sie die Punkte an, wo Sie etwas verändern wollen.
2. Vergleichen Sie dann die fünfte irrationale Vorstellung und setzen Sie sie in Beziehung zu Ihrer Realität: Was ist möglich? Was ist noch nicht möglich? Wo habe ich schon gute Ansätze?
3. Machen Sie einen kleinen Selbsthilfeplan: Welche Ziele möchten Sie bis wann und wie erreichen?
4. Legen Sie einen Überprüfungstermin fest (zum Beispiel in zwei Wochen), denn Sie sollen Ihre Fortschritte auch erkennen und wahrnehmen. Suchen Sie jemanden, mit dem Sie über Ihre Erfahrung sprechen können.
5. Honorieren Sie sich auch den kleinsten Fortschritt, gönnen Sie sich etwas Gutes oder Schönes. Bei Mißerfolgen (es gibt immer auch die andere Seite) versuchen Sie, sich mit »keep smiling« zu versöhnen.
6. Nehmen Sie dann die zweite Etappe in Angriff und denken Sie dabei an das weise Sprichwort: Der Weg nach Peking ist lang,

7000 Meilen. Die wichtigste Meile ist die erste Meile, und das Wichtigste der ersten Meile ist der erste Schritt; das Allerwichtigste ist es, diesen ersten Schritt nach vorn, er darf winzig klein sein, wirklich zu gehen!

Ich wünsche Ihnen Mut und Tapferkeit, denn ohne diese geht es nicht.

Und: Es hilft auch die positive Programmierung

Die folgenden Ratschläge, herausgegeben vom Institut für Selbstbehauptung und Lebenserfolg, München, können Anregungen hierfür geben:

Laßt uns folgendes bejahen, um Depressionen zu überwinden:

Ich überwinde Depressionen,

– indem ich mich der Gegenwart Gottes in mir öffne und auf Gott vertraue;
– indem ich inmitten von Depressionen zu Gott bete;
– indem ich mit lebensbejahenden und hilfsbereiten Menschen Kontakt aufnehme;
– indem ich meine Gedanken und Gefühle einer hilfsbereiten Umgebung mitteile;
– indem ich mir bildhaft vorstelle, daß ich glücklich, heiter und zielorientiert bin;
– in dem Wissen, daß dieser ungesunde, unglückliche und einschränkende Zustand vorübergeht;
– in dem Wissen, daß mein Wohlergehen bereits in mir liegt und auch bald in meinem äußeren Leben sichtbar wird;
– in dem Wissen, daß die Kraft Gottes in mir bereits jetzt Wunder in meinem Leben vollbringt;
– indem ich mich mit Dingen beschäftige, die zum Wohlergehen anderer beitragen;
– indem ich mich auf meine guten Eigenschaften konzentriere und sie in meiner Welt zum Ausdruck bringe;
– indem ich meine Dankbarkeit für alles Gute, das ich bereits im Leben erfahren durfte, zum Ausdruck bringe.

Stationen auf dem Weg zu sich selbst

Eine Bildserie

Wer ist Elischeba?

Elischeba ist ein Phantasiename. Ich kenne keinen Menschen, der diesen Namen wirklich trägt, aber ich kenne viele, für die er stellvertretend stehen könnte – für Menschen, die an sich selbst leiden und die am Leben fast zerbrechen, für Menschen, die von den Ärzten und/oder der Umwelt als depressiv und schwierig eingestuft oder willkürlich etikettiert werden, auch für Menschen, die von sich selbst sagen, daß sie nicht mehr können, »zusammengebrochen sind« oder »keinen Ausweg mehr sehen«. Allen diesen Menschen ist eines gemeinsam: Sie sind auf dem Weg! Einige wissen es, andere nicht. Einige sind sich bewußt, daß keiner ihnen diesen Weg abnehmen kann und sie ihn mit allen Mühseligkeiten zu gehen haben, andere jammern, oder sie klagen die ganze Welt an. Einige sind weiter voraus, andere stehen noch ganz am Anfang, einige sind bereits Hoffende und Glaubende, andere noch hoffnungslos und verzweifelt. *Alle* aber sind sie gerufen, *den Weg zu gehen,* und *alle brauchen Hilfe* auf diesem Weg.

Elischeba gehört zu jenen, die bereits ein Stück Weg gegangen sind. Sie hat diesen Weg wie einen Lernweg erfahren – »wie eine Schule«, in der, wie sie sagt, »jeder seine Lektionen zu lernen hat«. Ihre Bilder zeigen, daß sie gelernt hat! Sie zeigen auch, daß Elischeba nicht eine Phantasie ist wie ihr Name, sondern daß es sie gibt; wenn auch unter anderem Namen. Sie will nicht deshalb anonym bleiben, weil sie nicht zu sich selbst zu stehen den Mut hätte, sondern weil sie in eben dieser Anonymität stellvertretend für viele andere stehen kann. Als anonyme Frau ist sie jedermann und jedefrau!

Trotzdem ist es wichtig, sich ein ungefähres Bild von ihr und ihrer Lebenslage machen zu können. Einige Daten sollen dies erleichtern: Frau E. (Elischeba) war, als sie die Bilder malte, etwa 40 Jahre alt. Sie hat ihre inneren Erlebnisse schreibend und malend festgehalten und hat diese, unterstützt durch Gespräche mit einem Begleiter, verarbeitet. Von diesen Gesprächen sagt sie: »Sie waren sehr wichtig und wurden mir zu Orientierungspunkten, ohne die ich mich oft kaum zurechtgefunden hätte. Und vor allem: Sie haben mir Mut gemacht und Hoffnung, weil da jemand war, der nie die Hoffnung auf Heilung aufgegeben hatte, und das war vielleicht das *Wichtigste überhaupt.*«

Frau E. stammt aus einem sehr einfachen Elternhaus. Ihre Kindheit schätzt sie als eher schwierig und beschwerlich ein. Die Beziehung zum Vater war äußerst konfliktgeladen. Als einzigem Mädchen unter Brüdern wurde ihr schon sehr früh viel Verantwortung auferlegt. Das Pflichtgefühl und die Angst, »etwas falsch zu machen«, entwickelten sich dabei sehr ausgeprägt. Sie ist relativ jung aus dem Elternhaus ausgezogen, um ihren eigenen Weg zu gehen, hat einen sozialen Beruf ergriffen und hat darin lange Zeit auch Erfüllung gefunden. Ihr Gefühlsleben war gegenüber dem Verstand und dem Leistungsdenken eher unterentwikkelt. Vom Typ her neigte sie zur Perfektion, nahm das Leben eher schwer, auch fiel es ihr leichter, Hilfe zu geben als solche anzunehmen; im Grunde ließ sie sich dabei auch ausnutzen. Dieses unbewußte Gefühl »des Mißbraucht-Werdens«, gepaart mit Minderwertigkeitsgefühlen, führte nach der Pflege und dem Tod ihres Vaters zu zunehmenden psychosomatischen Störungen. Vom Arzt wurden diese schließlich als »Erschöpfungsdepression« diagnostiziert und mit Psychopharmaka behandelt, ohne daß eine wesentliche Besserung eintrat. Nach einem erneuten, diesmal existentiell bedrohlichen Verlustereignis wurden die psychosomatischen Störungen »therapieresistent«, die Depression machte sie immer arbeitsunfähiger, und sie glitt in tiefste Hoffnungslosigkeit und seelische Not hinein. Das Gefühl, »keine Hilfe in Anspruch nehmen zu dürfen«, verhinderte eine eigentliche Psychotherapie. Nur unter dem Stichwort »Begleiten« und »Seelsorge« konnte sie schließlich Hilfe in Anspruch nehmen.

Unterstützt und begleitet durch regelmäßige Gespräche, fing sie nach etwa sechs Monaten an zu malen. Die Bilder, die in dieses Buch aufgenommen worden sind, stammen aus dieser Phase und sind im Laufe eines knappen Jahres entstanden. Von über 100 Bildern wurden 48 ausgewählt. Jedes Bild ist Ausdruck eines inneren Erlebens. Viele Bilder – sie nennt sie »Nachtbilder« – sind in schlaflosen Nächten gemalt worden, in denen der Leidensdruck allemal am größten war. Im Lauf des Prozesses haben sich die Bilder verändert, das Ausdrucksmittel blieb aber bis fast zum

Schluß das gleiche: Wachsstifte und gewöhnliches Zeichenpapier. Für die letzten Bilder greift sie zum Teil zum Kohlestift.

Der *Individuationsweg,* den sie, durch eine schwere Depression hindurchgehend, schließlich als positiven Einbruch in ihr Leben erfährt, wird anhand dieser Bilder, die sie spontan gemalt hat, sichtbar. Sichtbar werden aber eigentlich nur die *Meilensteine* des Weges. Die eigentliche Arbeit am Prozeß, *das eigentliche Ringen um das Heil- und Ganzwerden,* liegt zwischen diesen Meilensteinen, es kann nicht eingefangen werden. Auch Bilder und Träume sprechen nur »in Bildern« von der innern Wirklichkeit. Die Wahrheit ist auch hier nochmals ganz anders, weil sie individuell erlebtes Leben ist, sowohl »in der Schwere der dunklen Nacht« wie in der Helle der »Morgenröte eines neuen Tages«.

Jetzt, sieben Jahre später, da Frau Elischeba ihre Bilder zur Verfügung stellt, ist sie aus der »Klammer der Depression« befreit. Endgültig, wie sie sagt, denn sie weiß jetzt um deren Zusammenhänge, und sie hat gelernt, damit umzugehen. Sie lebt ihr Leben mit mehr Gelassenheit und Heiterkeit als je vor dem Ausbrechen der depressiven Phase. Heute bezeichnet sie den Weg durch die Nacht als Gnade und als eine Erfahrung, die sie nicht missen möchte. Auch als eine Erfahrung, die ihr eine neue, beglückende Beziehung zu Gott eröffnet hat. Angekommen auf einer neuen Stufe von Leben, weiß sie, daß dieses Leben eine fortwährende Wandlung bleibt. Sie erinnert sich dabei an das berühmte Gedicht:

Ich lebe mein Leben in wachsenden Ringen,
die sich über die Dinge ziehn.
Ich werde den letzten vielleicht nicht vollbringen,
aber versuchen will ich ihn.
Ich kreise um Gott, um den uralten Turm,
und ich kreise jahrtausendelang;
und ich weiß noch nicht: bin ich ein Falke, ein Sturm
oder ein großer Gesang.

Rainer Maria Rilke[1]

1 Rilke, R. M.: Das Stundenbuch, in: Sämtl. Werke, Bd. 1, Insel Verlag, Frankfurt

Was sagen die Bilder?

Bilder entstehen – und Bilder wirken. Das gilt vor allem für Bilder wie diese, die deshalb so ausdrucksstark sind, weil sie in tiefer Ergriffenheit – von der Nacht ebenso wie vom Licht – gemalt wurden. Diese Frau ist *keine* Künstlerin, sie gehört viel eher zu jener großen Schar von Menschen, die von sich sagen, daß sie nicht zeichnen können. Was an diesen Bildern trotzdem »künstlerisch« anmutet, ist das Schöpferische, das aus der Tiefe der Seele ganz »zufällig« mit nach oben geschwemmt wird. Es ist dies jene bildende Kraft, an der die Künstler ihr Genie nähren; es sind Bilder aus dem Unbewußten. Die Seele umfaßt Bild und Sprache. Diese Frau malt und schreibt, so entsteht ein Bilderbuch, dessen Qualität vom individuellen »inneren Geschehen« geprägt ist.

Die Bilder sprechen den Betrachter auch deshalb an, weil über sie das eigene seelische Erleben gespiegelt wird und weil sie uns etwas von unserer eigenen unbewußten Seite – der *dunklen* (innere Dämonen und Schattenkräfte) wie auch der *hellen* (das Gute und Heilige) – erahnen lassen. Weil in diesen Bildern sich die Seele eines Menschen ausdrückt, spontan und ungeschützt, wirken sie auf unsere Seele zurück. Sie wirken, weil wir alle die dargestellten Motive auch in uns tragen. Sie entsprechen unseren eigenen seelischen Bildern. Wir schauen gleichsam in einen *Spiegel* und sehen uns selbst, das heißt, wir reagieren insbesondere auf jene Bilder, die auch unsere eigenen momentan aktiven inneren Bilder sind. Ob auch eine Wirkung geschieht, hängt ab von der (Veränderungs-) Bereitschaft des einzelnen. Dieser Teil des Buches soll nicht mit dem Verstand aufgenommen werden. Die Bilder möchten meditativ betrachtet und kontemplativ geschaut werden, nur so können sie in ihrer Ganzheit wirken. Jeder wird dabei auch seine eigene Bedeutung finden – Deutungen, die ganz anders sind als die hier abgedruckten, denn zu jedem Bild kann mehr, viel mehr gesagt und sie können auch ganz anders gedeutet werden, als dies hier der Fall ist. Das ist eigentlich von untergeordneter Bedeutung. Wichtig ist nur, daß die Bilder *etwas in Ihnen bewirken:* Vielleicht fangen Sie an, Ihr eigenes Bilderbuch zu malen. Vielleicht, und das wäre das schönste, schöpfen Sie daraus Mut und Kraft, den Ihnen zugemessenen Weg weiter zu gehen, vielleicht sogar, wo dies notwendig sein sollte, mit etwas mehr Hoffnung, etwas mehr Vertrauen und – mit etwas mehr Achtsamkeit auf jene Kräfte, die auch in Ihnen angelegt sind und die Ihnen als »innere Helfer« zur Verfügung stehen.

Eintritt ins Bilderreich der Seele

Mit dem Himmelreich ist es
wie mit einem Schatz,
der in einem Acker verborgen war …

MATTHÄUS 13,44

Der Mensch handelt immer als der Ganze, der er ist,
so muß in irgendeiner Weise
das Vergangene bewältigt werden,
damit das ganze Leben dem Neuen zur Verfügung stehe.
Das aber kann durch einen bloßen ethischen Akt
nicht geschehen,
sondern durch einen religiösen, aus der Tiefe aufsteigenden.

ROMANO GUARDINI[2]

Hättest Du's gesehen, nur einmal gesehen,
wie Schicksal in die Verse eingeht
und nicht zurückkommt, wie es drinnen Bild wird
und nichts als Bild, nicht anders als ein Ahnherr,
der Dir im Rahmen, wenn Du manchmal aufsiehst,
zu gleichen scheint und wieder nicht zu gleichen –:
Du hättest ausgeharrt.

RAINER MARIA RILKE[3]

»Bild ist Seele.«

C. G. JUNG

2 Guardini, R.: Vom Sinn der Schwermut, Zürich 1949, S. 55
3 Rilke, R. M.: Requiem für Wolf Graf v. Kalckreuth, Frankfurt o. J.

Die menschliche Seele und die seelischen Hintergründe
werden in maßloser Weise unterschätzt.
Wie wenn Gott zum Menschen
ausschließlich durch das Radio,
durch die Zeitung oder durch die Predigt spräche.
Gott hat nie wahrer zum Menschen gesprochen
als in der Seele und durch die Seele,
und die Seele versteht es,
und wir erfahren es als etwas Seelisches.
Wer das Psychologisieren nennt,
der leugnet das Auge, das die Sonne sieht.

C. G. JUNG[4]

Wär das Auge nicht sonnenhaft,
wie könnt die Sonne es erblicken?

JOHANN WOLFGANG GOETHE

4 C. G. Jung, Briefe, Bd. I., Olten, S. 132

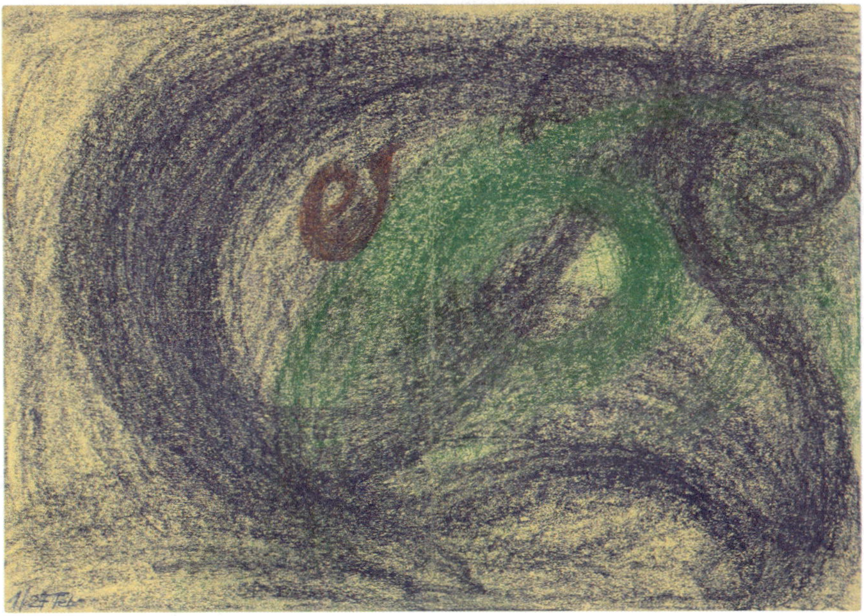

1. Das Chaos trägt den Lebenskeim

Als E. begann, ihre inneren Bilder zu malen, entstand dieses als erstes. Es darf wohl als Hinweis auf eine zukünftige Entwicklung gedeutet werden: dunkles Wasser, Urwasser, in dem ein winziger Keimling schwimmt. Das Meer als archetypische Mutter trägt den Keim des Lebens in sich. In ihrem Schutz wird er wachsen bis zur Geburt. Wie eine Verheißung steht dieses Bild in einer bedrohlichen Lebenssituation – eine Ankündigung, daß dieses scheinbar verlorene Leben wieder leben wird.

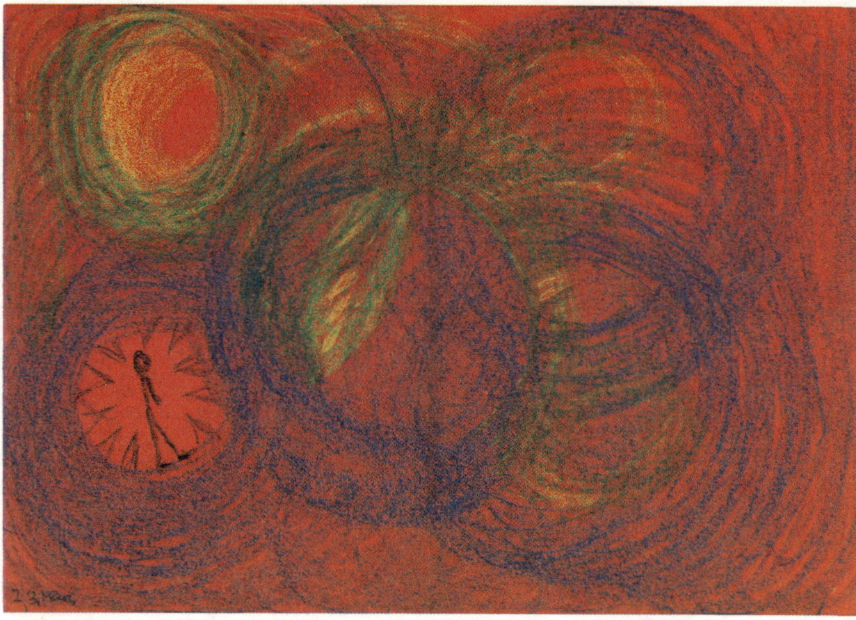

2. *Eingeschlossene Einsamkeit*

Links unten im Bild – an den Rand gedrängt – bewegt sich ein Winzling. Eingeschlossen dreht er sich im Kreis nicht vorwärts, sondern im umgekehrten Uhrzeigersinn, Schritt um Schritt in der Zeit zurück. Das ist ungewohnt, aber notwendig. Diesen Schritt zurück – wer macht ihn aus eigenem Entschluß? Und doch geschieht jeder Neubeginn nur über dieses Zurück in die große Einsamkeit. Der Kampf zwischen Nacht und Licht spielt sich im letzten nicht außen ab, sondern innen. Eingebettet wie »ein Küken im Ei« wächst die zukünftige Gestalt.

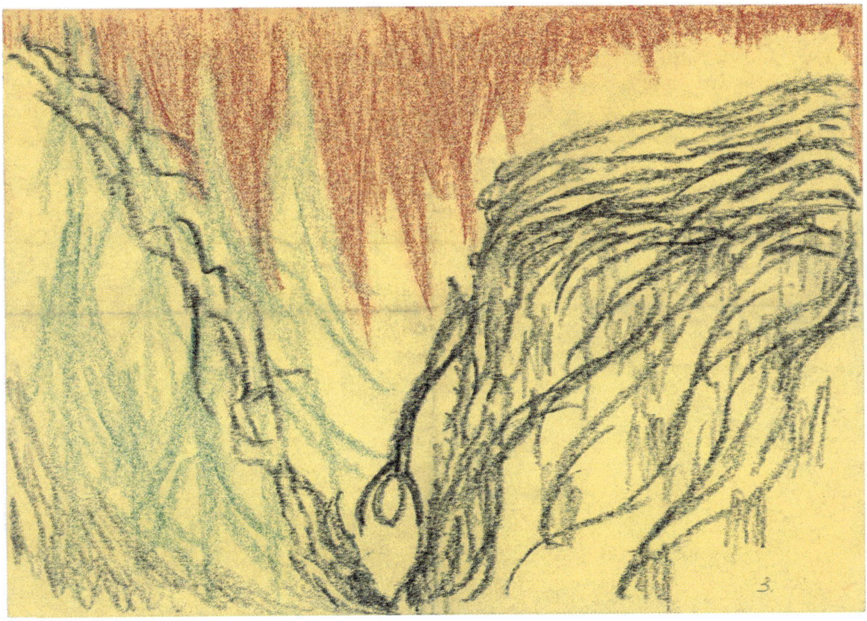

3. Sturz in den Abgrund

Noch steht E. am Anfang ihres Weges. Die Kräfte der Tiefe überfallen sie mit Gefühlen der Angst, der Unsicherheit, der Bedrohung. Sie verliert den sicheren Boden unter den Füßen, rutscht ab in bodenlose Tiefe, in ein allgegenwärtiges Dunkel. Das Leben versinkt im Abgrund des Todes da unten. Oben – am Himmel, wenn man so will – erscheinen rot-schreiende Flammen: die zerstörerische Macht eines alles verzehrenden Feuers! Nein, da gibt es keine Hoffnung, keinen »guten Himmelsgott«, nichts mehr, das trägt. Nacht unten, zerstörendes Feuer oben! Und doch kennt die Depression keinen anderen Weg als diesen. Man muß da hindurch – auch an Gott verzweifelnd, oder vertrauend trotz allem.

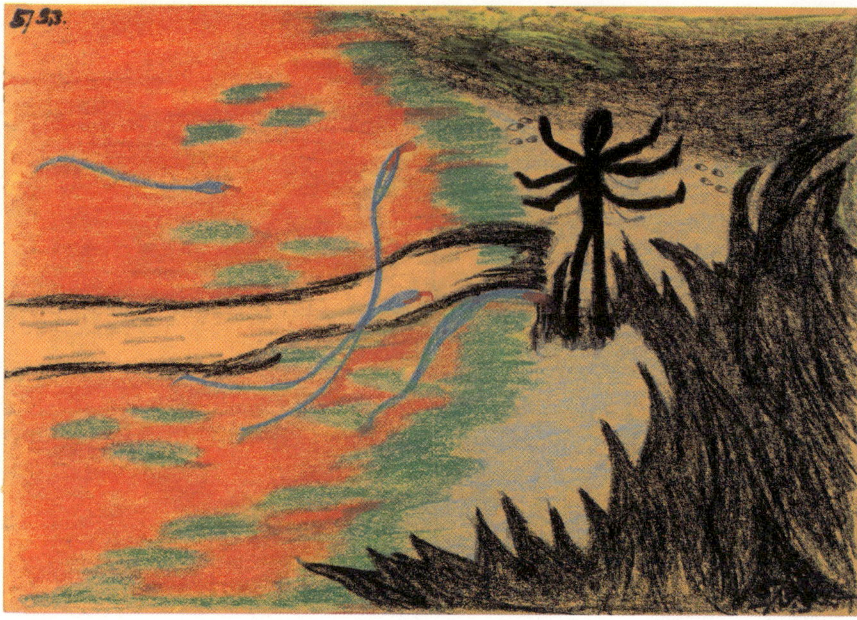

4. Ohne festen Boden zwischen zwei Welten

Auffallend ist die farbliche und räumliche Zweiteilung des Bildes, das in seiner Reichhaltigkeit an Symbolen und in seiner farblichen Ausdruckskraft ein gutes Beispiel ist für die Objektivierung von Emotionen in bildlicher Darstellung. Auf der linken Seite ein Meer von Blut und Feuer – Leidenschaft, Aufruhr, Rebellion, zurückgedrängtes und abgeblocktes Leben. Darin vier Schlangen, deren Biß sowohl tödliches Verderben wie heilende Kraft bedeuten kann (vgl. die Schlangenplage und die eherne Schlange, die Mose in der Wüste aufrichtet, 4. Mose 21, 4–9). Die innere Wahrheit spricht von beidem: von der tödlichen Gefahr und der heilenden Gnade. Der Ausweg kann auch nicht rechts – in der Flucht nach vorn – liegen, zu unwirtlich ist diese Landschaft: »Da ist keine Stelle, um den Fuß hinzusetzen ... keiner, der mir hilft«, klagt der Psalmist, und so klagt auch diese Gestalt: »Ohne Festigkeit unter den Füßen, nach links und rechts mich wehrend, schützend (da reichen auch sechs Arme nicht), angeglotzt von der Menge, versuche ich, die Bedrohung aufzuhalten«, schreibt E. zu diesem Bild.

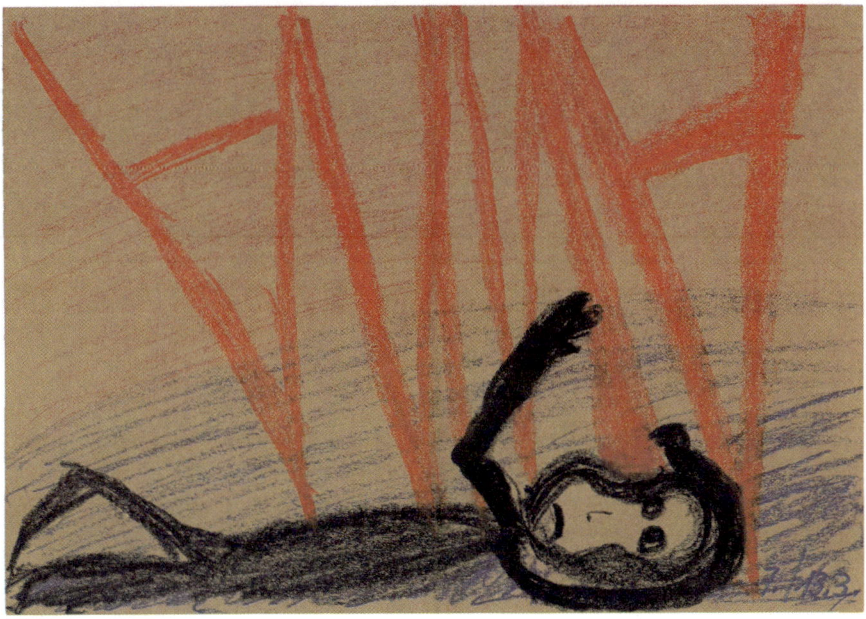

5. *Ein Wurm bin ich, kein Mensch*

Aus dem oberen, fast die ganze Bildfläche einnehmenden Teil des Bildes stoßen aus einem dunklen Himmel die alles beherrschenden Speere, in Buchstaben gefaßt, auf die Erde: ANNA als Symbol für etwas geistig Unheilvolles von innen wie für einen real bedrohenden Menschen von außen. Unten am Boden ausgestreckt: ein verkrüppelter Menschenleib, ein Wurm (Psalm 21). Hier wird das Leiden zum personalen Ereignis, das ausgelitten und ausgetrauert werden muß: darniederliegend wie ein gekrümmter Wurm, wie ein ohnmächtiges Kind, Schwäche und Kleinheit. Der Arm, der zum Gegenschlag ausholen will, hat keine Chance, zu schwergewichtig ist seine zurückgestaute Kraft. Der andere Arm, schützend um den Kopf gelegt, ist eher eine zum Boden gehörende, aufnehmende Schale denn ein abwehrender Schild. Die Beine sind verkrümmt, abgewinkelt, nichts hält mehr aufrecht. Dies gleicht einer Einswerdung mit der Erde, darniederliegend in diesem »ich kann nicht mehr«.

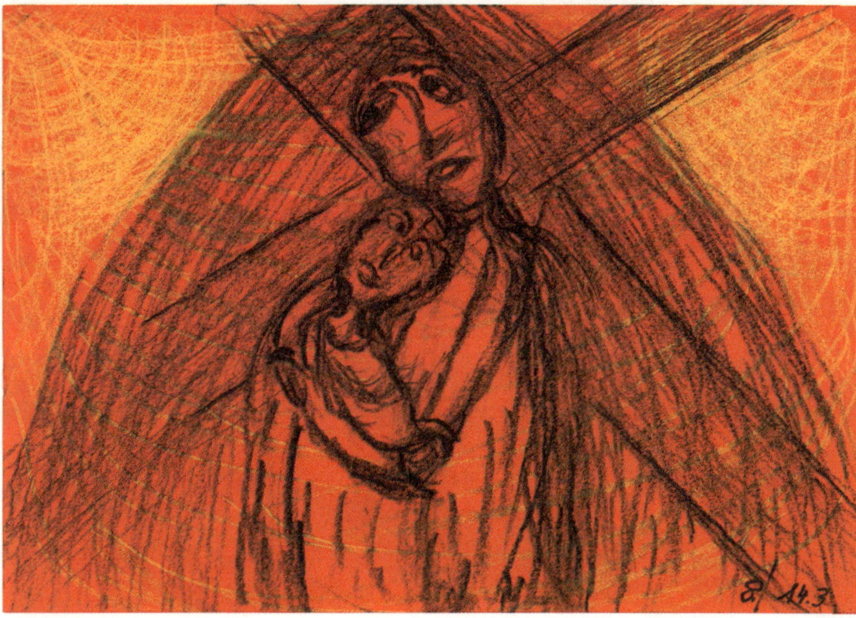

6. Wandlung in der Felsenhöhle

Im Zentrum dieses Bildes ein Mensch, geborgen im Mantel eines anderen: »Am Herzen der Erdmutter gebettet, gerettet für das Leben«, so sagt E.'s Traum (S. 165 f.). Das Rot der Felsenhöhle spiegelt hier die Intensität der im Traum erlebten Gefühle wider. Es ist nicht mehr das aggressive Rot des letzten Bildes, sondern ein warmes Rot, das Nähe und Einssein in dieser Höhle unterstreicht. Eindrucksvoll ist das Kreuz, das alles überragt und zusammenhält – wie eine Antizipation einer viel späteren Erfahrung steht es da (vgl. S. 157 f.). C. G. Jung sagt einmal, man müsse »das Kreuz als Symbol der Todesmutter auf sich nehmen und damit sich selbst zu Grabe tragen«. So betrachtet, wird diese Felsenhöhle sowohl zur Todeshöhle wie zur Lebenshöhle. Denn neues Leben, lebendig-strahlendes Leben (in den gelben Strahlen einer unsichtbaren Sonne) durchdringt das ganze Geschehen und verheißt eine Wandlung durch Leiden hindurch zu einer neuen, noch nicht erkennbaren Ganzheit.

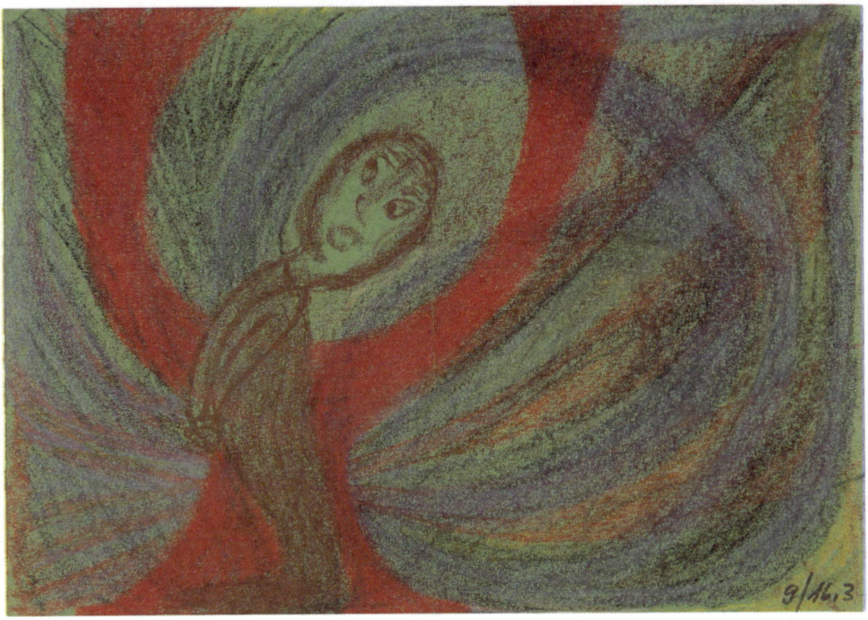

7. Angekettet am Opferkelch

»Man kann in der Höhle nicht bleiben, man muß weitergehen«, schreibt E., und »wenn man die Höhle auf den Kopf stellt, wird sie zum Kelch, zur Opferschale, zu einem Becher, der heilsgeschichtlich sowohl Segen wie Verderben bringen kann.« E. ist an diese Heilsgeschichte gekettet; jetzt aber, in der Nacht der Depression, erfährt sie noch nicht das Helle dieser Verheißung, nur ihre Härte: den Kelch des Leidens. Unausweichlich ist sie damit verkettet, ist sie selbst Teil des Kelches geworden: Leidende, Opfer. Wo das Opfer – im unbewußten Helfersyndrom – ausufert, nimmt es Dimensionen an, die alles Leben, fremdes wie eigenes, schließlich beherrschen. Davon spricht dieses Bild. Die Überdimensionierung des Kelches objektiviert eine innere Wirklichkeit, die es anzuschauen gilt: Das Gesicht ist rückwärts gewandt, die Stirn gefurcht, die Augen, suchend, sind verdreht; noch kann sie das Un-heimliche nicht begreifen, dieses: »Verzichte auf den Verzicht um der Liebe willen«, denn »wahres Opfer« braucht nicht zu unterdrücken, nicht zu beherrschen.

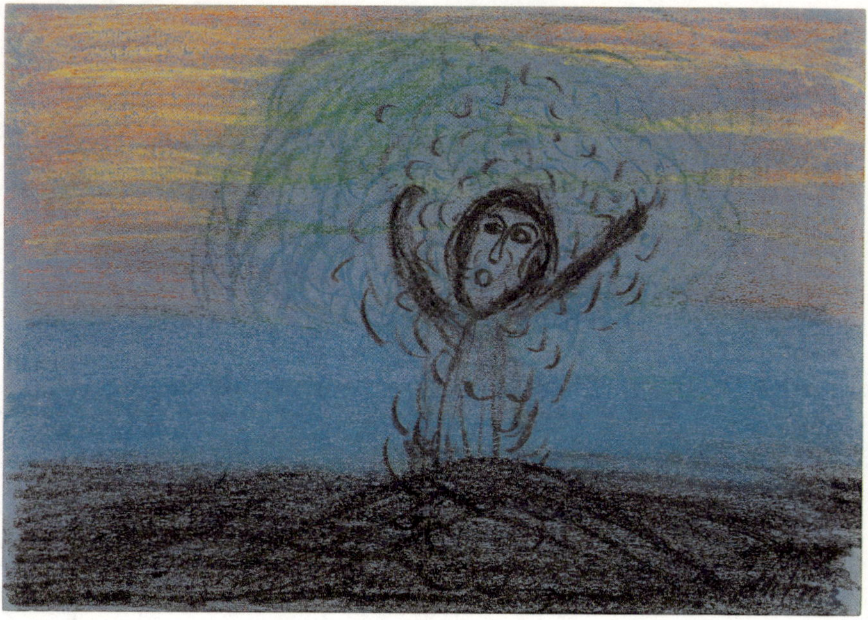

8. Ins grundlose Wasser versunken

Dieses Bild nimmt die Erfahrung auf, in der man keinen Boden mehr unter den Füßen hat und einem das Wasser bis zum Halse steht – analog zu der Szene im Neuen Testament: Petrus verliert nach dem ersten Schritt auf dem Wasser das Vertrauen und versinkt (Matthäus 14, 22–33). Verzweifeltes Schreien und Umsichschlagen helfen nichts, sie bringen einen im Gegenteil nur tiefer in den Morast und wirbeln noch mehr Schlamm nach oben. Hier kann sich der Mensch nicht mehr aus eigener Kraft helfen, auf sich allein gestellt ist er zum Tode verurteilt. Inmitten solcher Angst braucht er einen anderen, der stellvertretend für ihn glaubt und vertraut, der – bildlich gesprochen – die Hand über ihn hält, damit der Sog des Unbewußten (Wasser) ihn nicht verschlinge. Niemand, der solche Angst durchschritten hat, wird sagen können, er habe es aus eigener Kraft geschafft. Er wird die Rettung als Geschenk und Gnade erfahren.

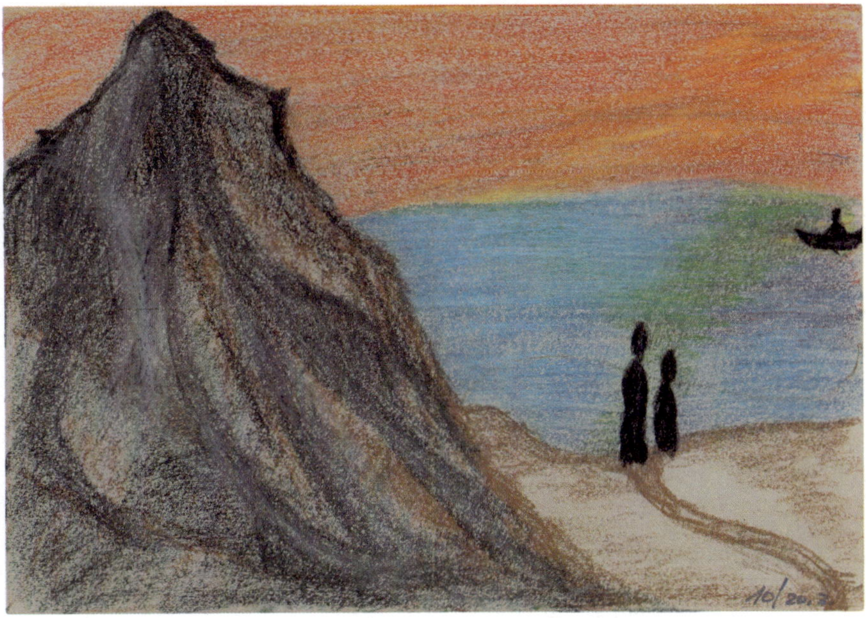

9. Kleine Schwester Hoffnung

Mit ihr an der Seite wagt E. den Ausblick in die Ferne. Auf die Frage aber, wohin der Weg führe, gibt es noch keine Antwort. Das Wasser hat keine wirkliche, nur eine scheinbare Straße, und auch das Boot mit dem Fährmann ist wahrscheinlich nur ein Wunschtraum, eine Fata Morgana.
Die Situation des »dazwischen« bildet den Mittelpunkt des Bildes. Im Vordergrund – hier und jetzt – der Berg. Wie ein Todesberg steht er in seiner Kargheit da. Wie ihn bewältigen? Wie an das in ihm verborgene Leben glauben? Im Hintergrund eine Scheinwelt von Farben und Licht (sie könnte Ausdruck eines bewußten oder unbewußten Todeswunsches sein). Diese Gegensatzspannung von Schein und Sein gilt es zu erkennen und sie dann, gewissermaßen zwischen den Gegensätzen stehend, auszuhalten. Das kann jedoch nur der, der die Kraft dazu findet – hier im Bild die kleine Schwester Hoffnung: im Glauben an einen neuen Tag.

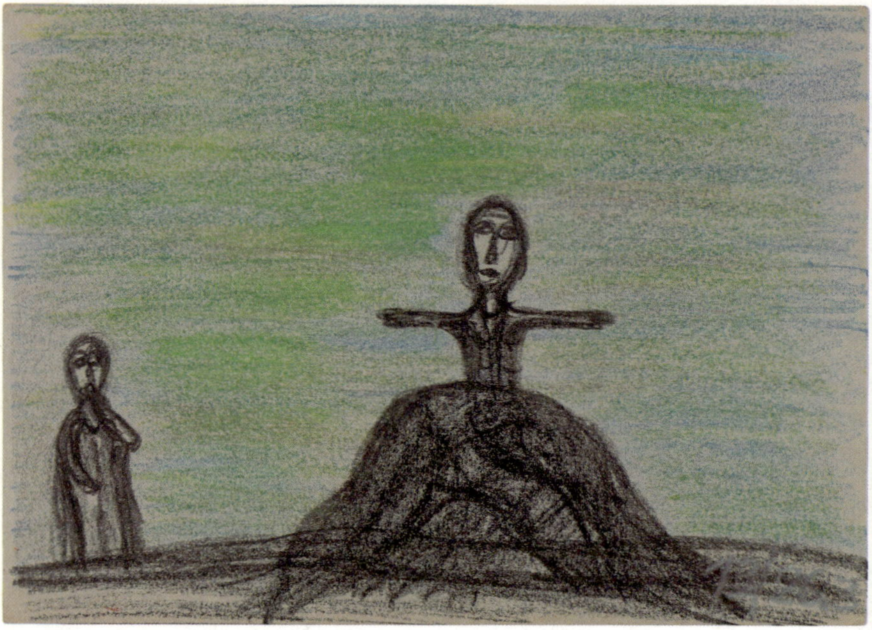

10. Die Geburt aus dem Berg

In einen Mantel gehüllt steht E. da, fragend, von Staunen erfüllt: Vor ihr hat sich der Boden geöffnet (vgl. Traum S. 166), und eine Gestalt – die Vision des neuen Menschen – steigt aus dem Berg. Wie ein Sieger streckt dieser Mensch die Arme aus und wird darin auch zum Sinnbild des auferstandenen Christus. Hier wird alles umgedreht: Der Tod wird zum Leben, der Untergang zur Hoffnung! Vor einem solchen Geheimnis versagt die Sprache, der Schauende verstummt.

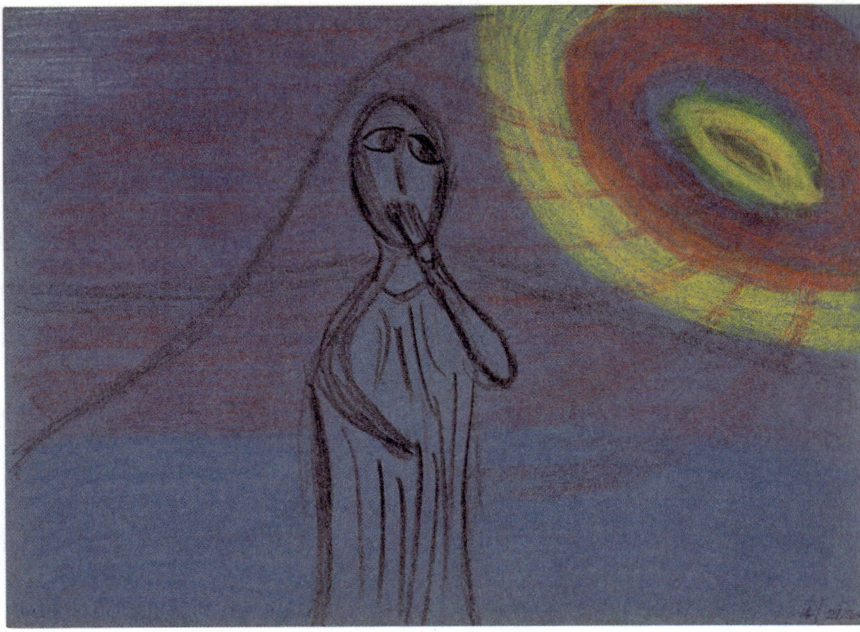

11. Das Gottesauge im Berg

Staunen und (berechtigte) Skepsis sammeln sich in der Bildmitte. E. ahnt wohl mehr, als daß sie es weiß: Dieses Geheimnis der Geburt des neuen Menschen ist ein »noch nicht«.
Noch steckt sie in der Höhle, ist im Berg eingeschlossen, steht noch im Wasser. Hier nimmt die Vision im Malen nochmals eine andere Gestalt an. Oder erscheint sie nur anders unter diesem mächtigen, lichterfüllten Auge! Als Symbol bedeutet das einzelne Auge Gott. Im Schutz und in der Einsamkeit dieser verborgenen (ver-borgen = im Berg) Höhle findet und erreicht das Auge Gottes den Menschen, verheißt ihm Einsicht, Erkenntnis und erwachendes Bewußtsein.
»Zu heilig« ist solche Gotteserfahrung, die Hand der »Schauenden« legt sich auf den Mund, versiegelt ihn. So wird das Geheimnis der Rationalisierung durch die Sprache entzogen, um desto stärker »im Bilde« zu wirken.

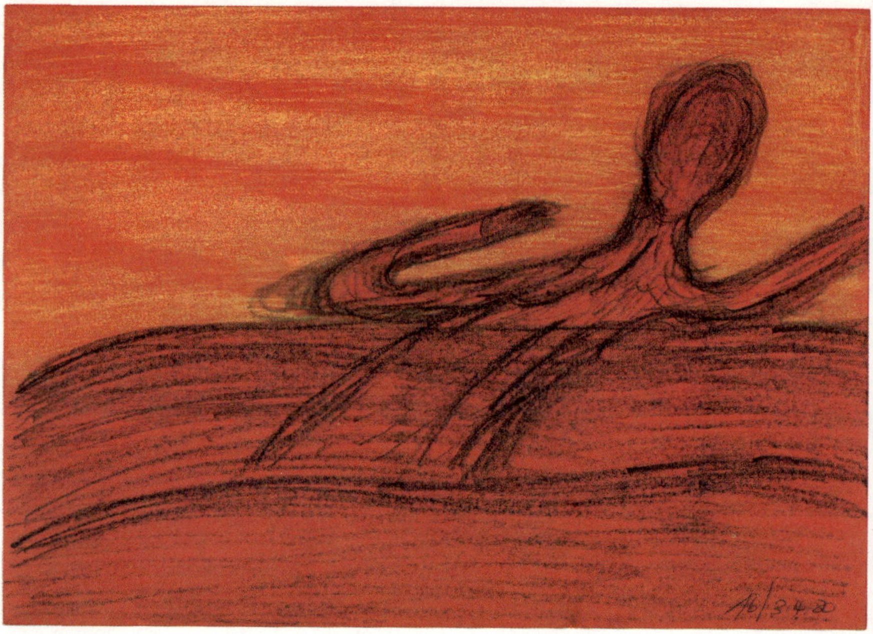

12. Aufbruch zu neuen Ufern

Wie mit einem Ruck scheint sich die eben noch im Wasser festgehaltene Gestalt zu lösen, es kommt Bewegung in ihre Glieder – kraftvoll, dynamisch geschieht hier ein Aufbruch. Die Bewegung nach vorn (rechts) drückt die unausweichliche Notwendigkeit solcher Veränderung aus: die Notwendigkeit, Altes, Vergangenes zurückzulassen und Neues zuzulassen. Aufbruch ohne Rückkehr ist hier das Thema; Aufbruch als Abkehr vom Bisherigen: mutig, entschlossen, ohne schon um das Ziel zu wissen. »Nicht wissend den Weg ...«

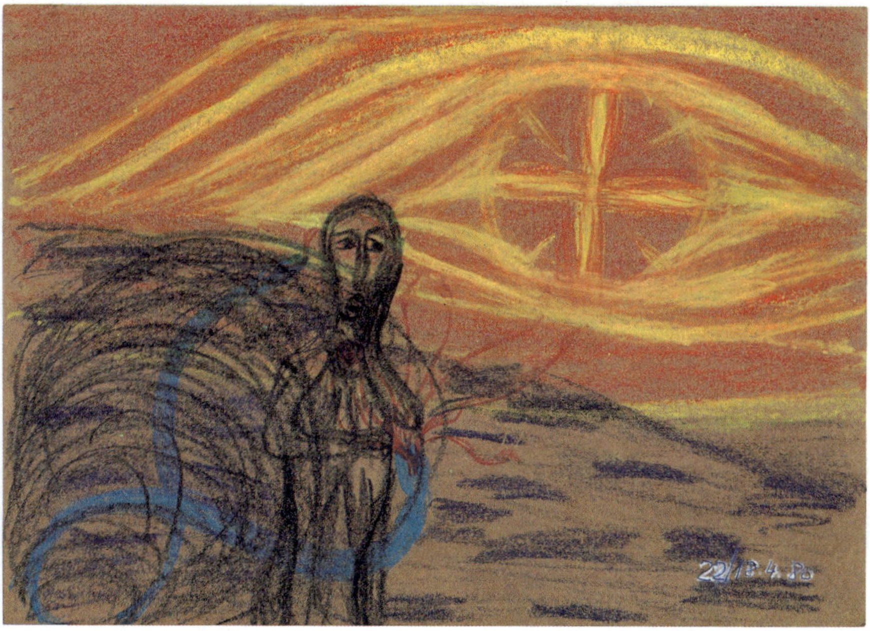

13. Hell und Dunkel im Widerstreit

Das Bisherige aber klebt fest wie Kletten! Wenn die Vision verblaßt, in die Ferne rückt, überfällt den Menschen das, was schmerzhafte und leidvolle Realität ist, mit doppelter Wucht: Nacht und verschlingendes Dunkel! Auch diese Erfahrung macht den Menschen sprachlos, sitzt »wie ein Kloß im Hals«. Zu qualvoll ist das Spannungsfeld zwischen hell und dunkel, zwischen Hoffnung auf Heil/Heilung und Verzweiflung/Depression (vgl. Tagebuch S. 21f.). Die Schlangen – wie eine Zange um ihren Körper gelegt – können als Sinnbild bedrohter Eigenständigkeit gedeutet werden. Diese Auslegung wird noch verstärkt durch die fehlenden Füße (vgl. Abb. 6, 11, 18, 21, 22, 27). Die Füße sind derjenige Körperteil, der am meisten Kontakt mit dem Boden hat. Symbolisch drücken sie alles aus, was sich auf ihre Funktion: fortbewegen, ausschreiten, stehen bezieht. Wo die Füße fehlen, fehlen Standfestigkeit und Verständnis, fehlen Ver-stehen, Be-stehen, Über-stehen, Durch-stehen und Hindurch-gehen.

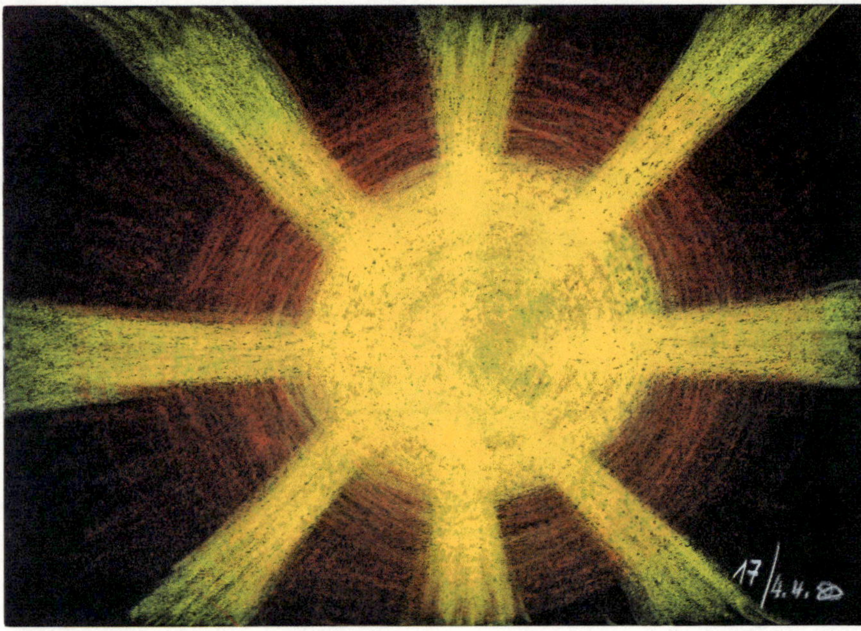

14. Sonne auf dunklem Grund

Wenn die Nacht am dunkelsten ist, wächst die Sehnsucht nach Licht ins Unermeßliche. E. malt diese Sonne mit fast leidenschaftlicher Intensität in einer nachtschwarzen Stimmung auf dunkles Papier. Damit gibt sie ihrer Sehnsucht nach Licht einen faßbaren Ausdruck. Die Sonne ist – wie das Auge – ein Bewußtseinssymbol. Hier drängt sie gleichsam zur Bewußtwerdung und Integration. »Ich habe stundenlang gelbe Farbe auf dunkles Papier gemalt«, sagt E. zu diesem Bild. Darin hat sie, ohne diese Gesetzmäßigkeiten zu kennen, spontan einen Selbstheilungsversuch unternommen (therapeutische Nutzung von Farbe und Symbol).

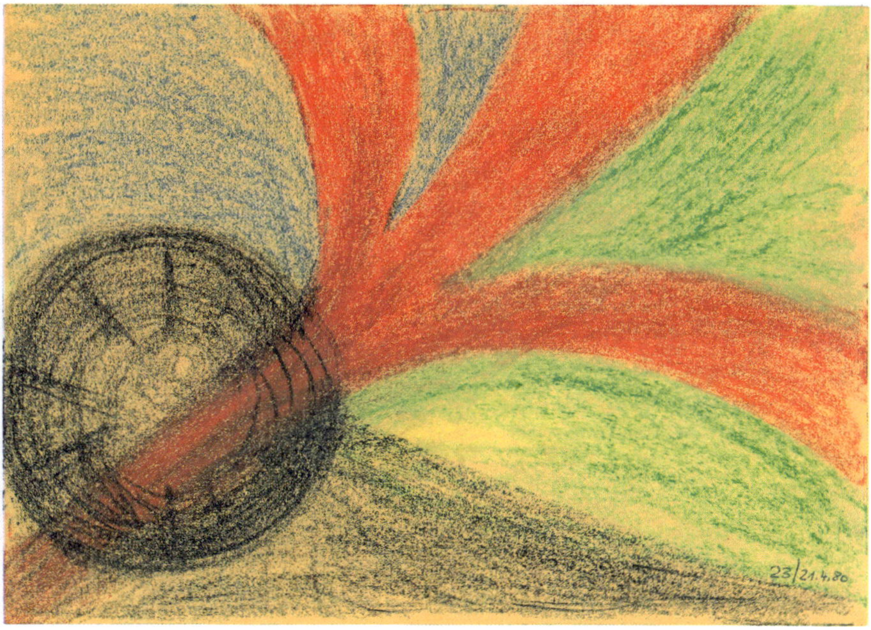

15. Durchbruch von Kraft aus der Tiefe

Dieses Bild bezieht seine Bedeutung vor allem aus dem Vergleich mit dem 2. und 4. Bild, mit dem Eingeschlossensein und der blockierten Lebenskraft. Diese beiden Aspekte tauchen hier wieder auf, nun aber als Öffnung und als Durchbruch nach außen. Wenn die Zeit dafür gekommen ist, kann die Hülle gesprengt, kann das bis dahin Eingeschlossene befreit werden. Als Lebensfarbe fließt ein Teil des roten Stromes zurück ins Dunkel, der andere aber hinein in ein noch junges, zartes Grün. Der Kampf zwischen Tod und Leben, Nacht und Licht geschieht im Rückzug und Aufbruch – neues Leben wird nur langsam und nur durch viele Rückfälle hindurch.

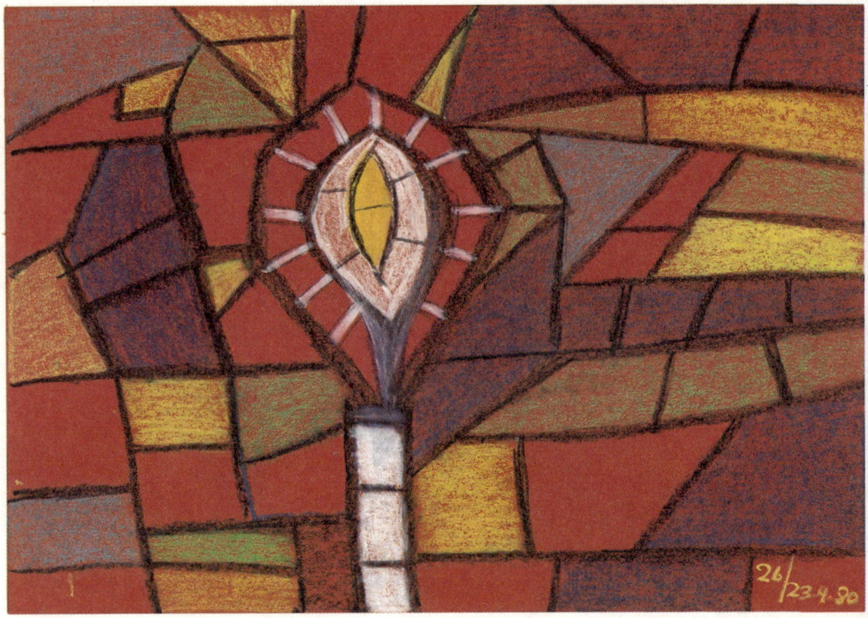

16. Das gefangene Licht

Zu diesem Bild sagt E.: »Mein Leben ist wie dieses Licht, eingesperrt und zementiert in einer Mauer von Strukturen, Prinzipien, Normen und Gesetzen. Es kann durch diesen Panzer nicht durchdringen. Hier eingeschlossen, wird es verlöschen.«
Intuitiv malt E. eine Erfahrung ihres Lebens. Sie ahnt, daß sie in derartiger Anpassung und Einordnung gar nicht richtig zu leben vermag, sondern »gelebt wird«. Ein in dieser Weise nur halb gelebtes Leben ist auf die Dauer tödlich, weil es dem Streben nach Ganzheit zuwiderläuft.
Die Kerze als Lichtsymbol verkörpert die Ganzheit lebendigen Lebens. Um brennen zu können, braucht sie beides: Geist und Materie. Im Wachs ist sie Materie, in der verzehrenden Flamme Geist. Würde das eine das andere ausschließen wollen, gäbe es kein Licht. Wo Strukturen und Prinzipien (das Männliche) die kreativ-weiblichen Lebensbezüge ausschließen, erlischt schließlich das Leben.

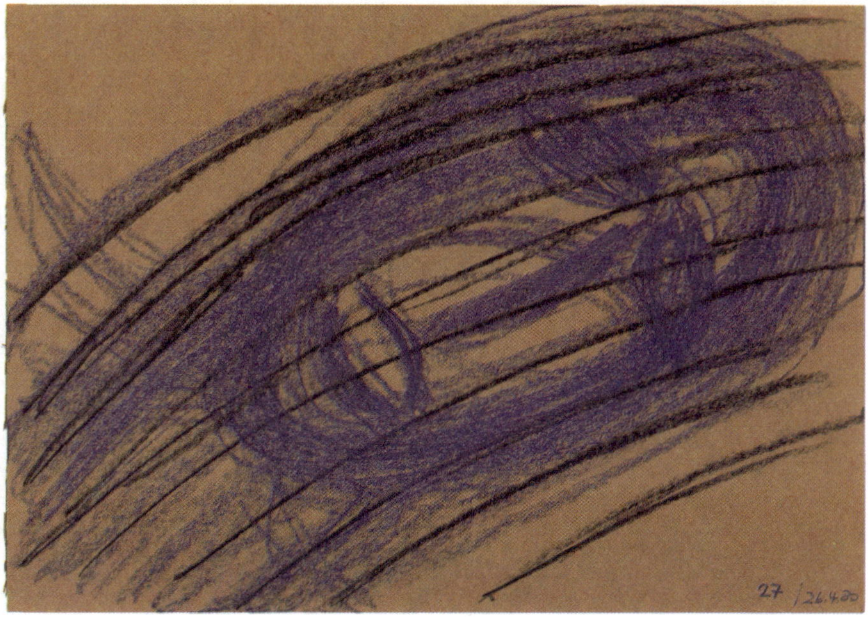

17. Gefangen hinter Gittern

Auch in diesem Bild klingt das Thema des Eingeschlossenseins an. Ein Gesicht aus dem Dunkel schaut uns an; an die Gitterstäbe gepreßt, fällt es gleichsam durch sie hindurch. Der Mund ist geöffnet zur Klage: Warum habt ihr mich verurteilt? Wofür? Schuldig gesprochen von wem? Warum? – Die allgegenwärtige Frage eines von Versagensängsten und Verurteilungsphantasien geplagten Menschen. Aber dies ist eine Frage, auf die es keine Antwort gibt, nie eine geben wird, es sei denn, sie verwandelt sich in ein »Wozu«.

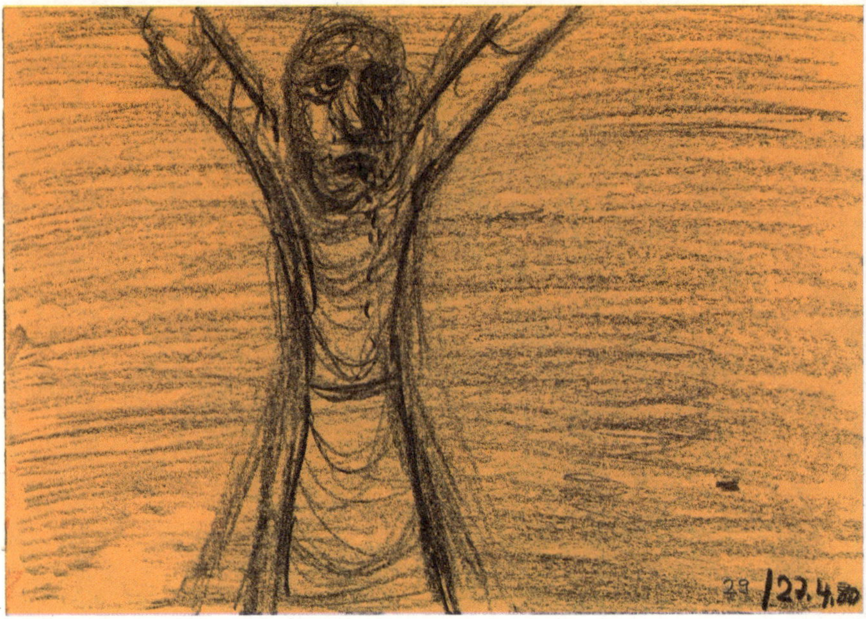

18. Ecco homo – seht den Menschen

Nachdem im vorigen Bild die dunkle Seite der Gefangenschaft nur angeklungen war, bricht sie hier heftig und gewaltig durch. »Seine Gestalt war nicht mehr die eines Menschen«, heißt es in der Karfreitagsliturgie der katholischen Kirche (Jesaja 52, 13–15). »Der Mann der Schmerzen: entmachtet, ausgeliefert, zerstört die Gestalt.« Wie ein ans Kreuz Gehängter beherrscht eine aufgerichtete, dunkle Gestalt dieses in sich schon dunkle Bild; die Augen sind wie schwarze Abgründe von namenloser Qual, die Hände abgeschnitten, sie greifen ins Leere, be-greifen nicht, können nicht mehr zu-greifen, das Leben nicht er-greifen: »Mein Geist verzagt in mir, mir erstarrt das Herz in der Brust, und die Tränen sind mir zum Brot geworden« (Psalm 143), klagt dieses Bild.

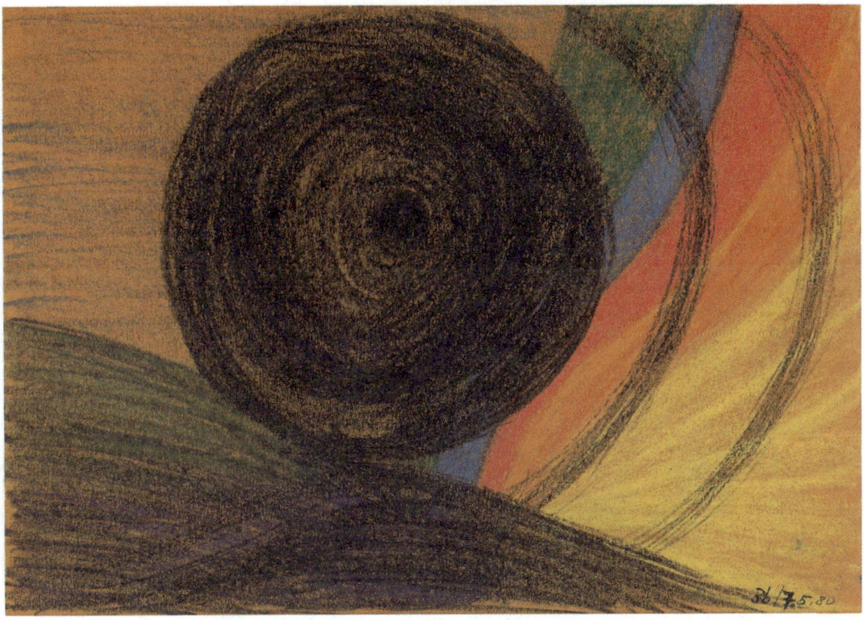

19. Schwarze Kugel Schwermut

»... der Feind verfolgt mich, tritt mein Leben zu Boden« (Psalm 143). Einer geöffneten Schleuse gleich reiht der Psalmist Klage an Klage. Schlag auf Schlag bricht auch in diesen Bildern der Schmerz durch. »Die schwarze Kugel (der Feind, die Realität) verfolgt mich und wälzt mein Leben (Freuden und Farben) zu Boden«, schreibt E. in ihrem Tagebuch. Unerbittlich verfolgt die Depression den, der in ihren Sog gerät, zermahlt ihn wie zwischen Mühlsteinen. Kaum hat etwas geatmet, wird der Atem schon wieder erstickt. Die Schwere legt sich über einen, überdeckt alles, zerdrückt alles.

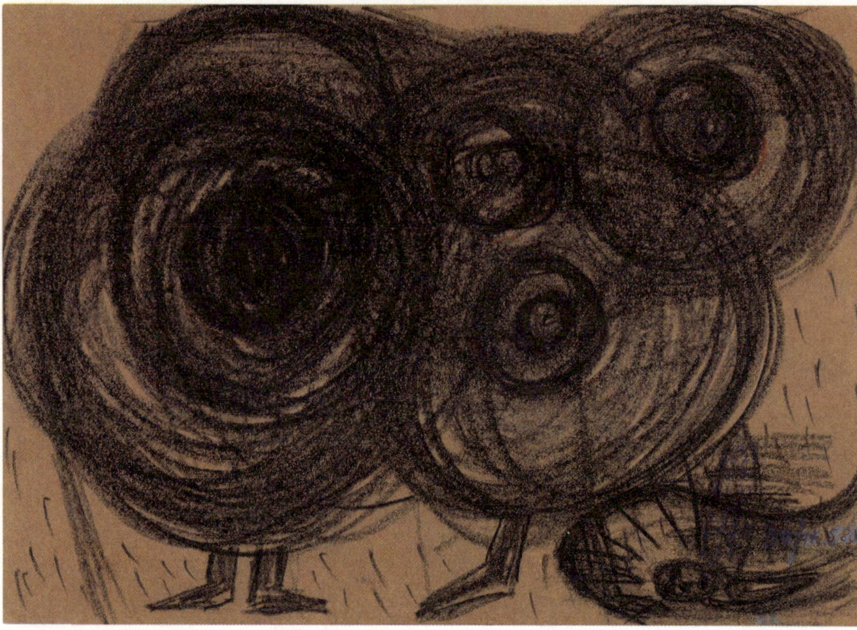

20. Die Monstren und die Puppe

Die schwarze Kugel formt sich zu Monstren, zu einer Zusammenballung von Dunkelheiten, von gesichtslosen Masken. »Wahrheit kennt kein Gesicht, sondern trägt eine Maske«, schreibt E. Schreibend erfährt sie, wie die Masken außen (Mitmenschen) zu Masken innen (Persönlichkeitsanteilen) werden (vgl. Tagebuch S. 145). Noch ist sie dadurch überfordert, so viel dunkle Macht erträgt ihre Seele noch nicht. Sie setzt sich ab – im Bild der Verpuppung zieht sie sich vom Leben zurück.
Als Symbol der Verwandlung ist die (Schmetterlings-)Puppe ein Sinnbild für die überempfindliche und »schutzbedürftige Verfassung des Menschen vor der Schwelle zu einer neuen Reifestufe«[5].

5 Herder-Lexikon der Symbole, Freiburg/Br. 1982[5]

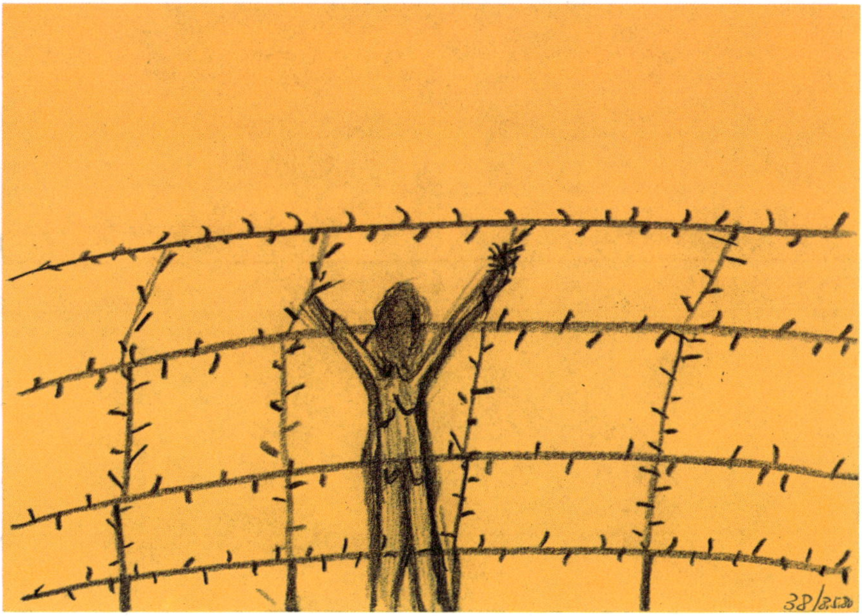

21. Nackte Existenz

Auch in der Verpuppung bleibt der Schmerz lebendig, nichts vermag ihn zu bannen. Vielleicht ist E. ihm noch näher gekommen, ist nun nackt und bloß ihm ausgeliefert: unverhüllt und unverstellt. »Die Wahrheit kennt kein beschönigendes Gesicht.« Sie zeichnet sich nun so, wie sie ist: Die »nackte Wahrheit« ist gesichtslos und unbekleidet.
Mit dem Stacheldraht nimmt E. ein weiteres Schattenmotiv auf: Damit wird Feindesland abgegrenzt. So ist gleichzeitig symbolisiert, was in ihr geschehen muß: das Niederreißen des Trennenden. Damit steht E. vor dem psychologischen Problem der Versöhnung mit dem Feind (den Schattenkräften, s. S. 141). Diese Versöhnung bedeutet die Annahme dessen, was als konflikthaft und störend verdrängt wurde – projiziert, abgeschoben auf die anderen, wo es dann auch bekämpft wird.

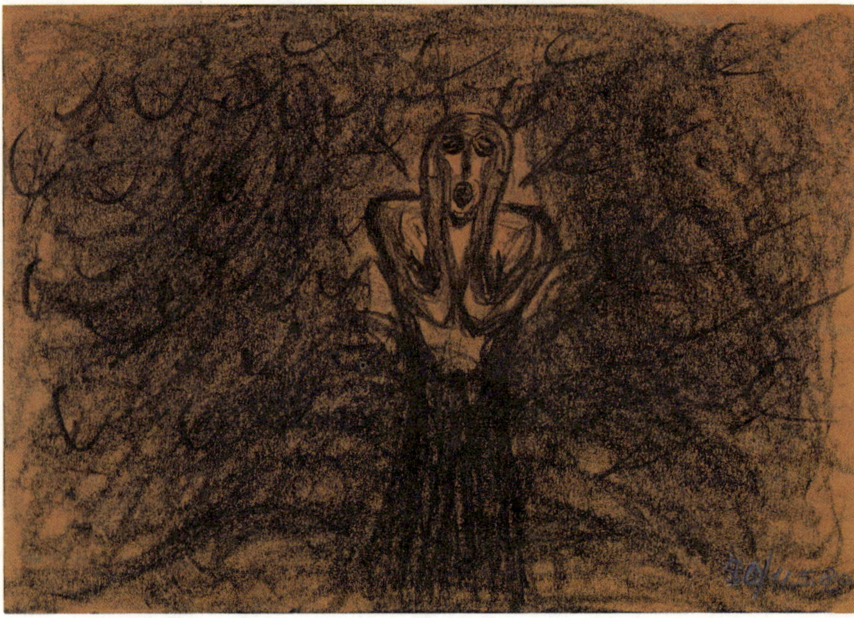

22. Der stumme Schrei

In Lebenskrisen, in denen es um das Ganze geht, ist der Schmerz grenzenlos, die Verlassenheit unendlich und die Angst unaussprechlich. »Keiner hört den Schrei aus solcher Tiefe, keiner vermag diesen Abgrund gähnender Leere und nackten Entsetzens zu erreichen«, schreibt E.
So steht diese Gestalt wie ein »stummer Schrei aller Gequälten« inmitten eines Meeres von Schmerz, Dunkelheit und Todesangst. Was E. nicht sehen konnte, als sie dieses Bild malte, das ist das Licht, das trotz allem durch diese Dunkelheit hindurchleuchtet: das Licht ihrer eigenen Seele – der Lichtschimmer, der jenseits der Mitternacht, als Morgenröte eines unsichtbaren Tages, aufleuchtet. Denn: »Die Mitte der Nacht ist der Anfang des Tages.« Hier wird das Ende zum Beginn des Neuen.

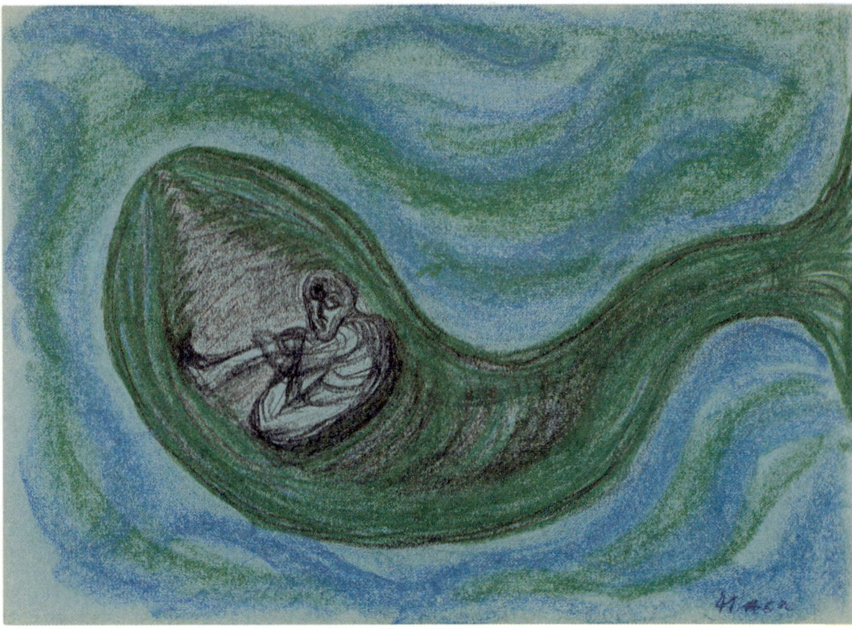

23. Im Bauch des Fisches

Hier greift E. das Bild des Jona auf. Gleich einem Embryo hat sie im Bauch des Fisches »drei Tage und drei Nächte« (bis zur Erfüllung der Zeit) verbracht. Der Keimling (vgl. Bild 1) ist zum voll ausgewachsenen Kind geworden, Hände und Füße sind (wieder) ausgebildet, die Zeit der Reifung ist vorangeschritten. Hier »im Schoß der Totenwelt«, während einer entsagungsreichen, angstvollen »Nachtmeerfahrt«, wächst unter großen Mühen ein neuer Mensch. Wenn das Fischmaul sich öffnet, ist Jona/Elischeba wieder frei.

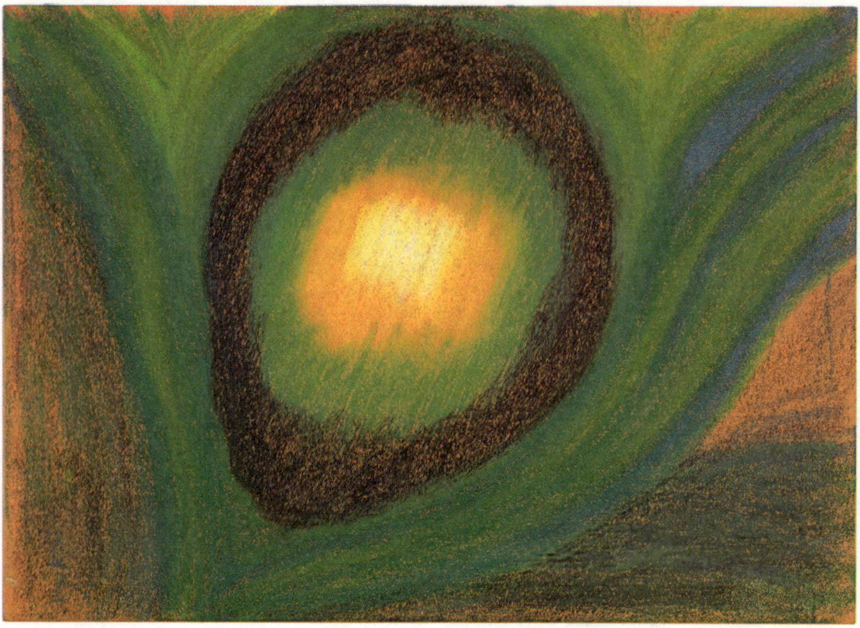

24. Grünender Leib und reifende Frucht

Nachdem die Krise im letzten Bild einen Höhepunkt erreicht hat, erfährt das Leben eine neue Richtung und eine neue Öffnung. Die vorherrschende Farbe ist jetzt Grün. Im Grün geschieht ein neuer Anfang, »weil in der Grünkraft Gottes Schöpferkraft und die Erneuerungskraft des Heiligen Geistes zum Durchbruch kommen«, sagt Hildegard von Bingen. Sie bringt das Geheimnis solcher Erneuerung auf einen einzigen Satz: »Der lebendige Geist geht aus, wird grünender Leib [der Fischleib des vorangehenden Bildes ist grün] und bringt reifende Frucht. Das ist das Leben.« Diese neue Lebenserfahrung und das lebendige Lebensgefühl gibt auch diesem Bild seinen Ausdruck. Es ist, wie Hildegards »Lied auf Grün«, ein Preislied auf das Leben selbst:
»O edelstes Grün, das wurzelt in der Sonne und leuchtet in klarer Heiterkeit im Rund eines kreisenden Rades, das die Herrlichkeit des Irdischen nicht faßt; du Grün bist umschlossen von Liebe, umarmt von der Herzkraft himmlischer Geheimnisse.«[6]

6 Schipperges, H.: Hildegard von Bingen. Ein Zeichen für unsere Zeit, Frankfurt 1981, S. 87f.

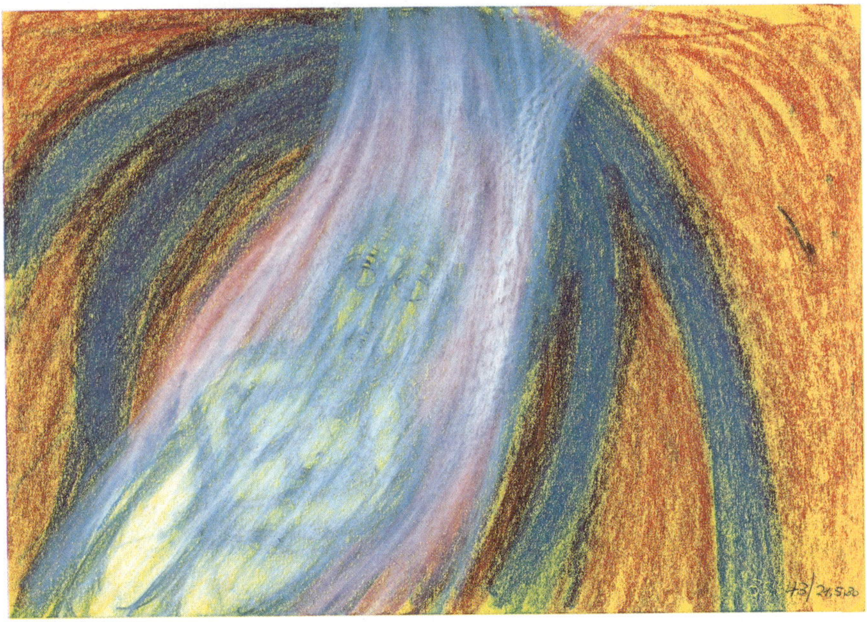

25. Der verhüllende Schleier

In Zeiten des »Stirb und Werde« eines Individuationsweges zeigen Bilder wie dieses, daß diese Prozesse tiefste Schichten menschlichen Seins anrühren, so daß ein Schleier dieses Geheimnis verhüllt. Die Verwandlung geschieht wie »unter einem Schleier«, geschützt »mit einem doppelten Bogen«, unerreichbar für die Menschen draußen. Verwandlung in ihrer »nackten Wahrheit« ist nichts für neugierige Frager. Man fühlt sich wie ein »Ei ohne Schale«; »rührt mich nicht an«, und »seid behutsam, denn noch habe ich Angst«.

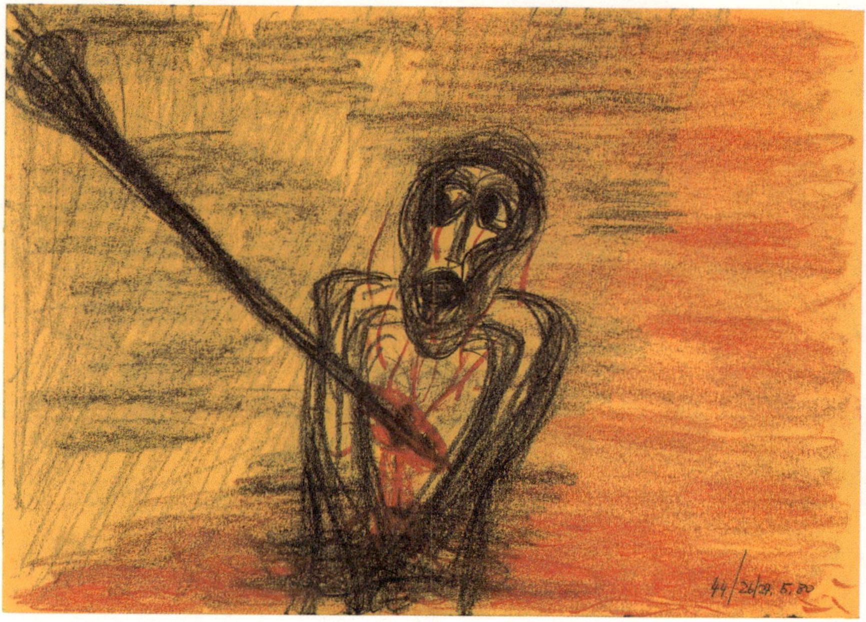

26. Das durchbohrte Herz

Das Gesicht, die Augen, die hochgezogenen Schultern – eine einzige Angst! Die Nacktheit, die die letzten Bilder begleitet hat, kann der Verletzung nicht entgehen. Einem Todespfeil gleich, trifft sie ins wieder lebendig gewordene Herz. An einem Herz aus Stein wäre der Stoß abgeprallt – ein »neues Herz aus Fleisch und Blut« (2. Mose 11, 19) wird leiden. Auch dies ist eine zeitlose Erfahrung und eine allgemeingültige Wahrheit: Die Krise, wie sie hier durchlitten wird, erfaßt alle Schichten der Person, und sie erschüttert deshalb so tief, weil ihre Wurzel in der leiblich-seelischen Bedingtheit des Menschen liegt. Wo deren Konflikthaftigkeit ins Bewußtsein steigt, gibt es kein Ausweichen mehr: Erlösung ereignet sich nur im »Annehmen des Unannehmbaren«. Vorübergehend scheint der Schmerz größer denn je zuvor: Die Lebenskräfte (in der Farbe des Blutes) scheinen zu zerfließen und auszufließen; was dann bleibt, ist Ohnmacht.

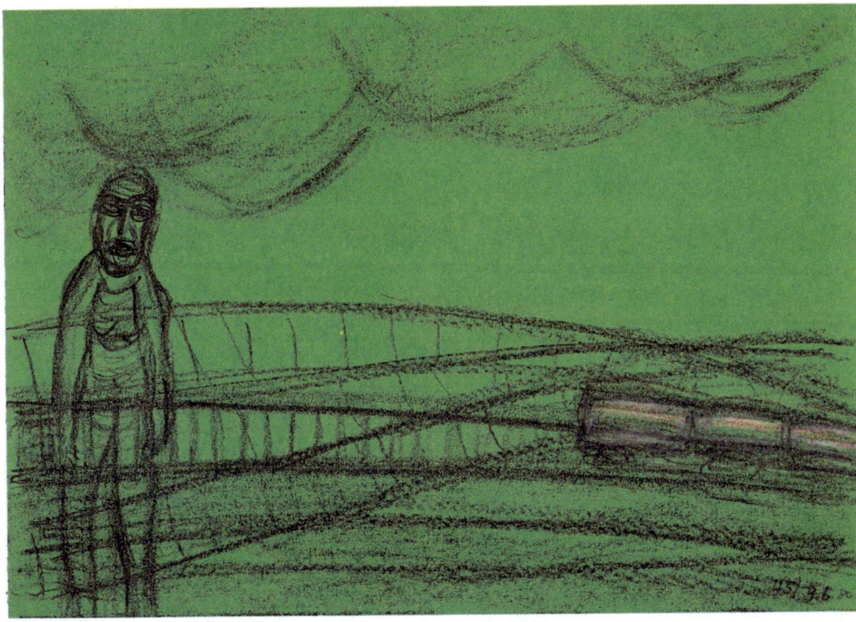

27. Resignation zwischen Aufbruch und Rückzug

Eine einsame Gestalt steht in die Ecke abgedrängt. Ihre Körperhaltung spricht eine deutliche Sprache: Alle Züge sind abgefahren, ist für mich nicht alles zu spät? War ich nicht zu lange im »Bauch des Fisches«, zu lange »weg vom Fenster«? Gibt es für mich überhaupt so etwas wie »ein neues Leben«? Solche und ähnliche Fragen plagen wohl jeden, der nach einer langen Nacht noch ganz am Anfang des Tages steht. Was er hier erfährt, hat auch E. erfahren: Weitergehen in den alten Gleisen geht nicht mehr, und der neue Weg zeichnet sich nicht ab. Die Zerreißprobe zwischen Aufbruch und Rückzug spiegelt sich auf ihrem Gesicht, ohne daß sie hinter ihrer gefurchten Stirn eine Antwort fände – und schon ist die alte Resignation wieder da. »Wozu auch? Für mich gibt es keine Zukunft; für mich doch nicht!« Diese Art von Resignation bindet unweigerlich zurück, deprimiert und behindert das Leben.

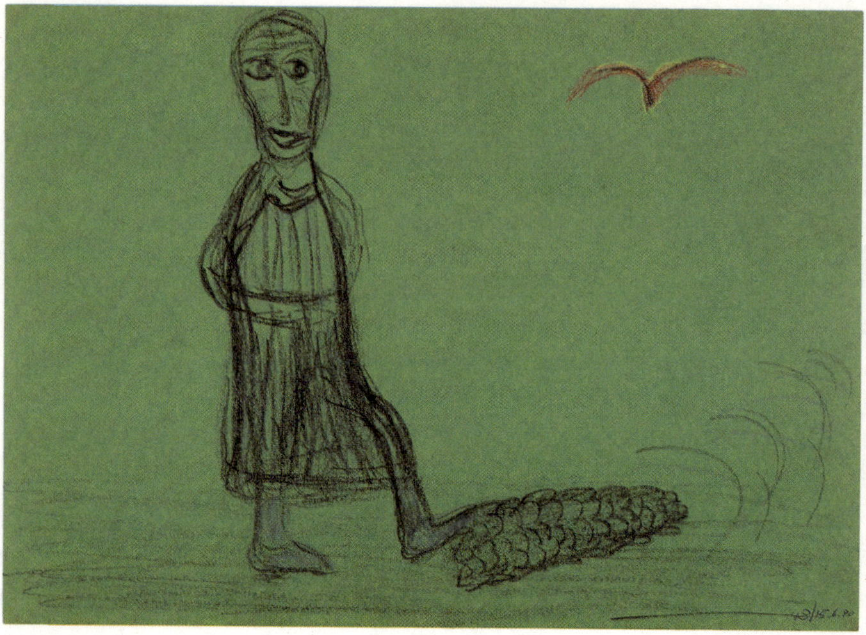

28. Befreiung

»Ich habe da im Park einen Tannenzapfen durch die Gegend gejagt und gestoßen; wäre er ein lebendiges Wesen gewesen, ich hätte ihn zu Tode gehetzt. Irgendwie hat mir das gutgetan.« So schildert E. eine Erfahrung des Nachmittags. Das Bild ist also ein erstes Mal konkret und realistisch: eine Nacherzählung dessen, was sie an diesem Tag erfuhr oder was ihr widerfuhr: das Ausleben gestauter Aggressionen nach außen, bildlich auf den Tannenzapfen übertragen. Zum ersten Mal ist ihr das Austoben der Kraft wieder möglich und tut ihr gut, so daß ihre Gesichtszüge sich entspannen. Befreit von einer drückenden Last, setzt sie eine fliegende Schwalbe ins Bild. Symbol für das, was in ihr geschieht: Befreiung und Heiterkeit. Die Schwalbe ist als wiederkehrender Zugvogel ein Sinnbild des Frühlings und damit des Lichtes und des Lebens. Weil sie nach Ablauf des Winters mit dem Licht wiederkehrt, ist sie auch ein Auferstehungssymbol.

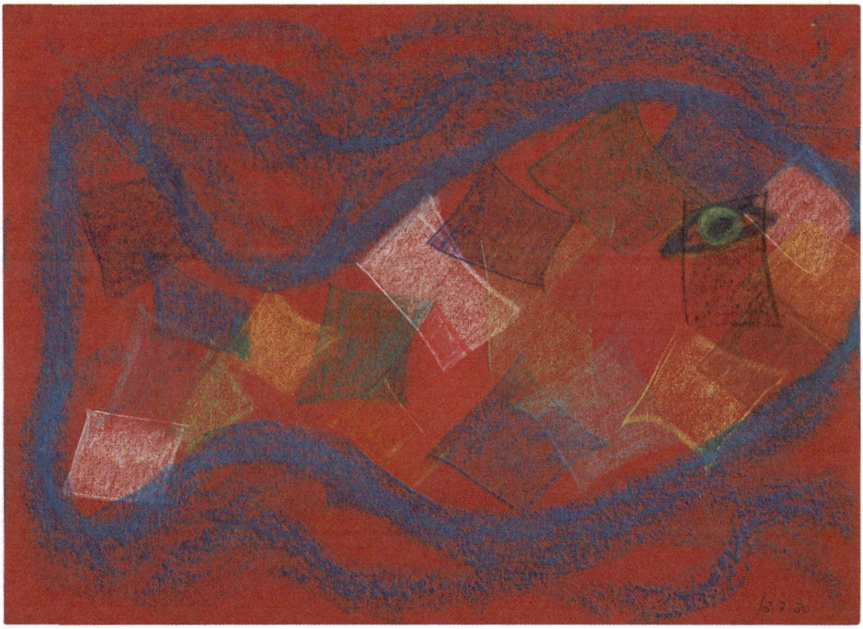

29. Der Fisch mit dem grünen Auge

Wieder malt E. einen Fisch, dem sie, wie sie sagt, ein Auge geben muß. Dieses Müssen hat eine tiefe symbolische Bedeutung. Es ist, wie wenn sie für sich selbst sagen wollte: »Es gibt etwas, was wach ist, obwohl ich noch schlafe.« Das Fischauge ist ein Symbol des Erwachens und der Erleuchtung. Es deutet hin auf ein Bewußtwerden, das nicht mehr so leicht verlorengehen kann. Ein inneres Auge hat sich geöffnet. Im Traum sieht E. ein Kind, bei dem sich ein drittes Auge öffnet (vgl. S. 167). Dieses Auge – wie das allgegenwärtige Gottesauge – verlangt vom Menschen, daß er sich seinem Auftrag stellt, mutig das Gewordene seines Menschseins anschaut, sich selbst darin annimmt und es lernt, kreativer auf die Wirklichkeit des Lebens zu antworten. Die starren Strukturen (vgl. Abb. 16) können aufgelöst und verändert werden! Eine neue Richtung ist möglich!

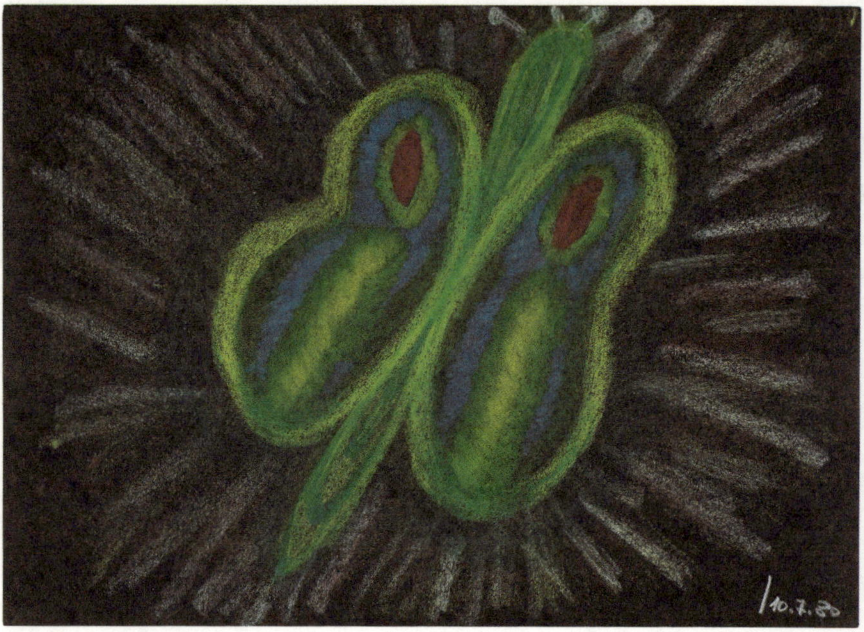

30. Der Schmetterling

Dieses Bild greift eine Urerfahrung auf: die Metamorphose vom Ei (vgl. Abb. 2) über die Raupe und die in der Todesstarre festgehaltene Puppe (vgl. Abb. 20) zum strahlend bunten, dem Sonnenlicht zugewandten Schmetterling. Die Erfahrung ist so stark, daß sie den ganzen Raum des Bildes ausfüllt: ein Sinnbild der Befreiung und des Neuanfangs, ein Symbol der Wandlung. Durch den Tod hindurch geschieht Aufbruch in eine neue Geburt, zu einer neuen Gestalt.

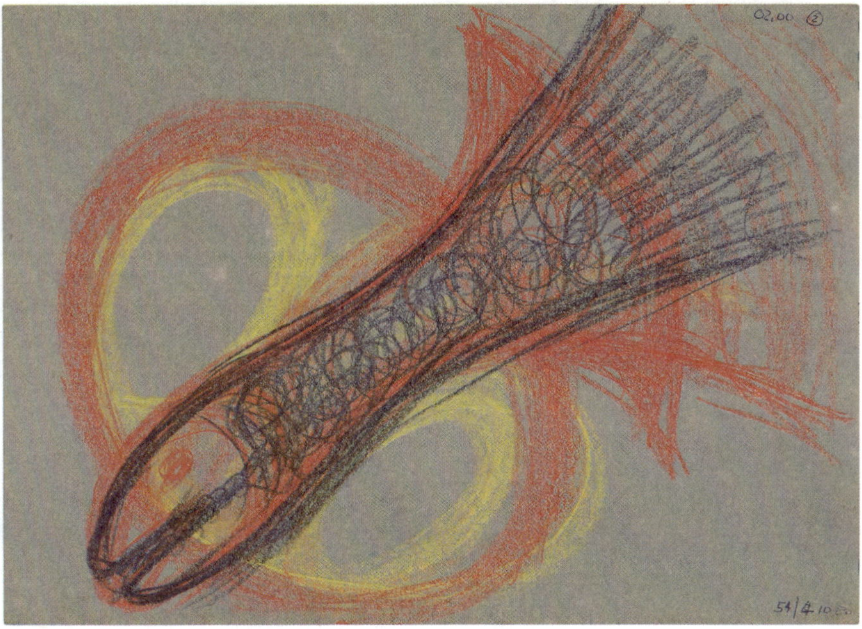

31. Die Botschaft des Fisches

Wie ein Wegweiser ist dieser Fisch ins Bild gemalt. Wenn man der Richtung folgt, die er anzeigt, so führt der Weg zurück, nach unten. Der Schmetterling war »nur« das Symbol, noch nicht das verwandelte Leben selbst. Die dort ins Bild gesetzte Verheißung bedarf noch der Heimholung und der Umsetzung in gelebtes Leben. Der Fisch deutet an, was jetzt aktuell ist: Es ist noch etwas unten, im Bereich des Unbewußten, was gefunden und integriert werden muß.

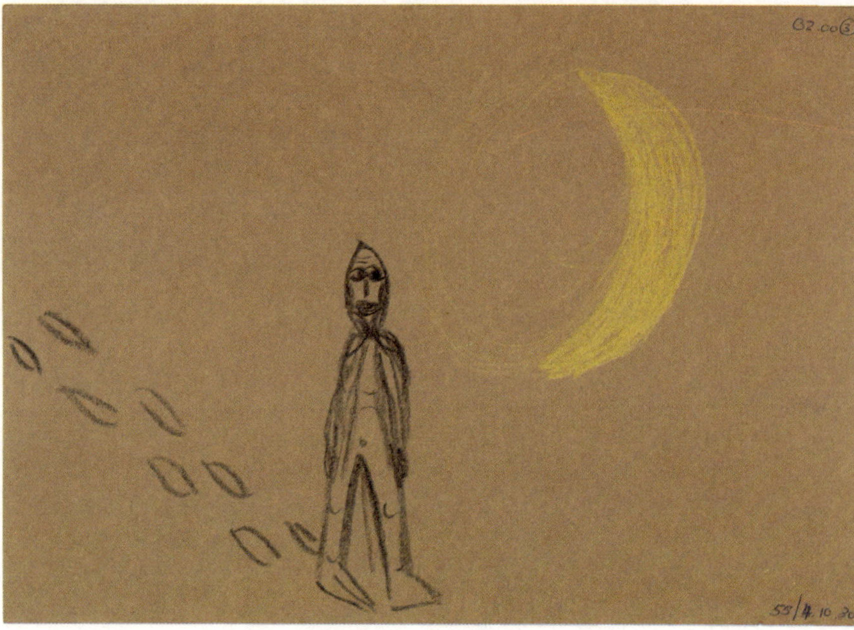

32. Dem Mond entgegen

Auch hier zeigt das Bild – in den Schritten – die Richtung an. Unten begegnet diese nackte Gestalt, unverstellt und unverhüllt, dem Mond, der Möndin. Der Mond ist Sinnbild nicht nur für das Weibliche im Menschen – die Welt der Gefühle und des Gemütes –, sondern auch für den Ursprungsort (Geburtsort) des Lebens. In seinem Werden und Vergehen deutet er auf den Wechsel und die Lebendigkeit und Wandelbarkeit des Lebens hin.

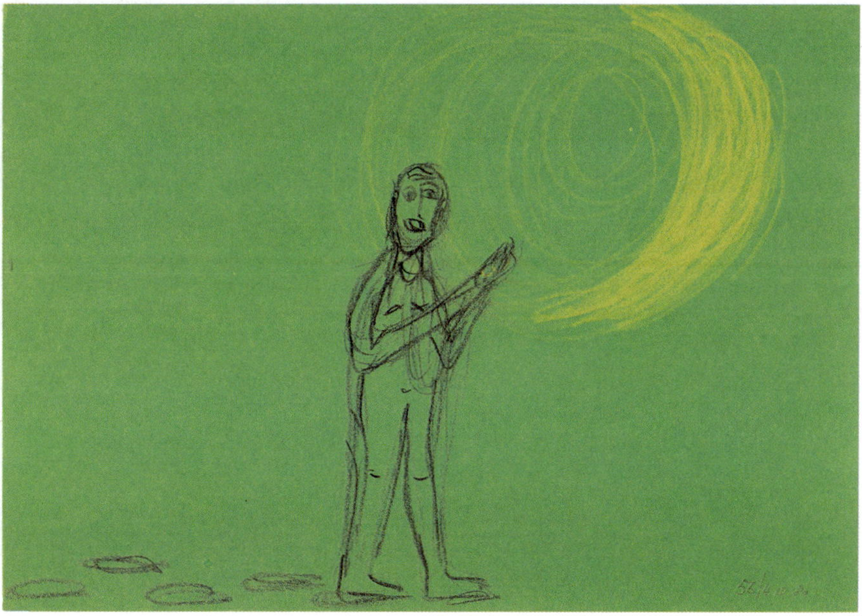

33. *Integration des Mondes*

Ins Licht des Mondes, das Maß unserer Zeit, hineingenommen, zeichnet sich E. ins Bild. Indem sie dieses Hineingenommensein in den Kreislauf des Lebens, aber auch ihre neuentdeckte Weiblichkeit – Fruchtbarkeit, Barmherzigkeit und Milde – frohen Herzens in sich aufnimmt, können die Kräfte des Lebens neu in ihr zur Wirkung gelangen. Nichts kann den Lauf der hierin sich anbahnenden Verwandlung auf Ganzheit hin nun mehr aufhalten. »Die Zeit ist voll geworden.«

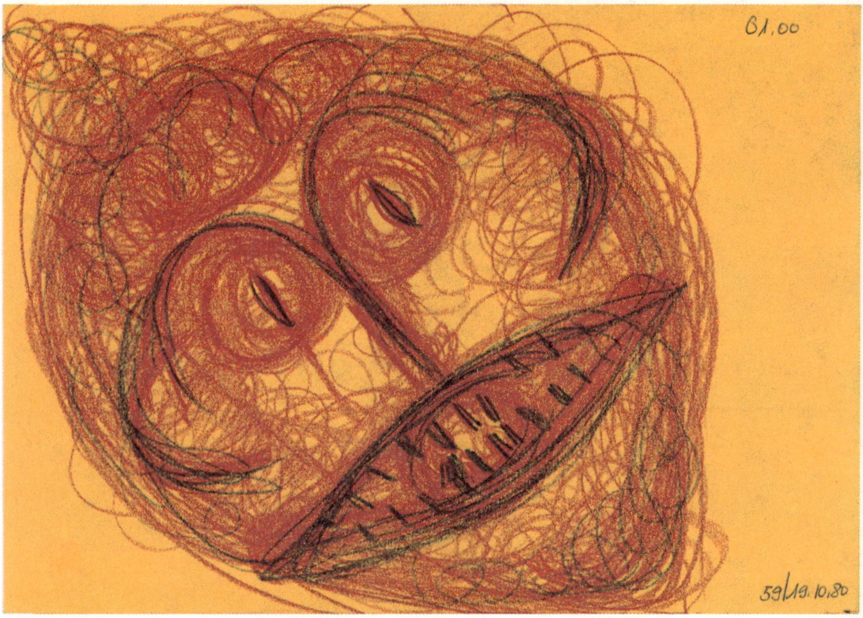

34. Scharfzähnige, katzenäugige Hexe

Wo der Mensch im Zeichen des Mondes eintaucht in das Geheimnis der Weiblichkeit, begegnet er nicht nur den nährenden, bergenden, erfüllenden Kräften fruchtbarer Weiblichkeit, sondern auch ihrer furchtbaren Kehrseite: dem fressenden, verschlingenden, zerstörenden Mutter-Archetypus. E. begegnet dieser angstauslösenden Kraft aus der Tiefe während einer schlaflosen Nacht. Das Malen wird hier als Mittel der Bewältigung eingesetzt: Scharfzähnig und katzenäugig stellt sie ihre individuelle Erfahrung mit dieser Seite der »großen Mutter« dar.
Neben Auge und Mund ist es wiederum die Farbe Rot, die Affekte und Stimmungen zum Ausdruck bringt. Im nachhinein, wenn die Angst abgeklungen ist, wird E. es nicht vermeiden können, sich selbst die Frage zu stellen, welcher Seelenanteil in ihr selbst sich scharfzähnig und katzenäugig zeigt.

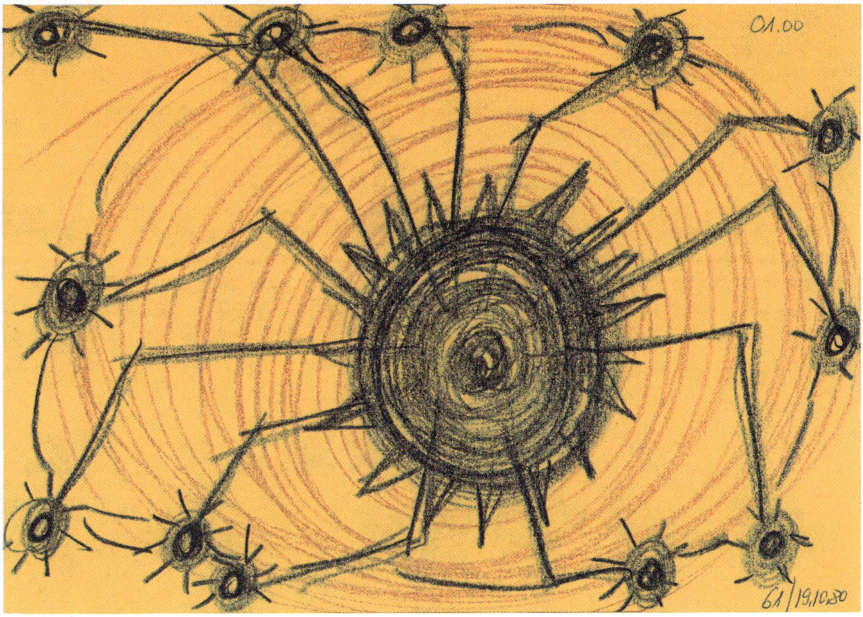

35. Das Rad der Angst

Vor diesem Hintergrund ist es nicht verwunderlich, daß der Mechanismus von Angst und Abwehr wieder einrastet und sich wie ein Karussell zu drehen beginnt. Diese Erfahrung ist qualvoll, man möchte ihr ausweichen, nichts davon wissen, davonlaufen! So dreht sich das Rad wieder, ziehen die Kräfte wieder nach rückwärts, hinein in das altbekannte »Kreisen«: zurück in die Nacht der Depression.

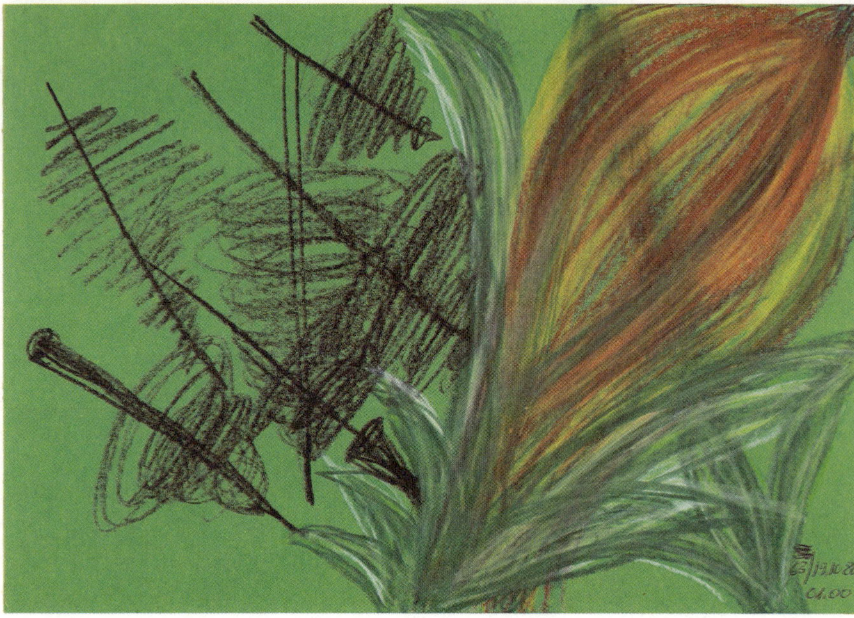

36. Schwirrende Pfeile – unverletzte Blüte

Hier werden die alles überschwemmenden Ängste auf einen faßbaren Nenner gebracht. Indem sie Form annehmen, verlieren die unbewußt ablaufenden Mechanismen ihre unwirklichen Anteile und ihr übermächtiges Ausgreifen, sie werden gewissermaßen gezähmt, zur Ordnung gerufen. Damit werden sie reduziert auf das, was sie sind: Störfaktoren des Lebens; aber das Leben – hier im Symbol der Frühlingsblume – läßt sich davon nicht unterkriegen.
Eine solche Bildfolge deutet auf Bewußtwerdung hin: auf die Trennung der überschwemmenden Angstanteile des Unbewußten von den wirklichen Ängsten des realen Lebens.

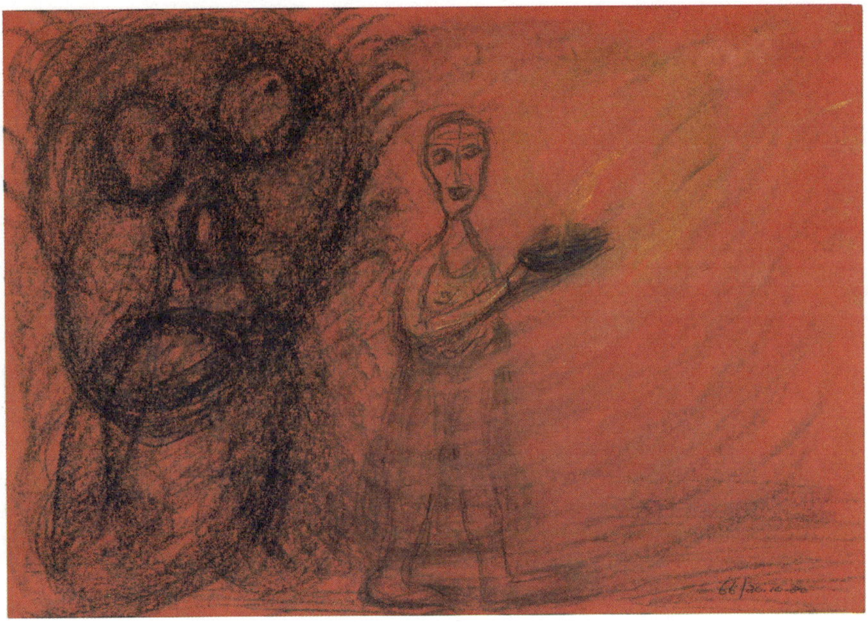

37. Das Bewußtseinslicht

Dieses Bild führt die Erfahrung der Bewußtwerdung weiter. Wie ein Riesen-Phantom hockt die Angst noch im Rücken, doch mutig nimmt die Gestalt in der Mitte des Bildes – im Hier und Jetzt – das Licht in ihre eigene Hand, befreit sich aus dem Sog der Angst und macht sich auf den Weg nach vorn. Die Flamme steht hier auch als Symbol für das Licht der Erkenntnis und des Bewußtseins. Der Lichtträger überwindet die Finsternis. Gott sprach als erstes: »Es werde Licht!« (1. Mose 1, 3). Der Kampf zwischen Chaos und Ordnung, zwischen Depression und Lebendigkeit, spiegelt sich in der Farbe und Dynamik dieses Bildes. Der Weg der Erlösung aus der Gefangenschaft öffnet sich im Überwechseln von der Finsternis zum Licht.

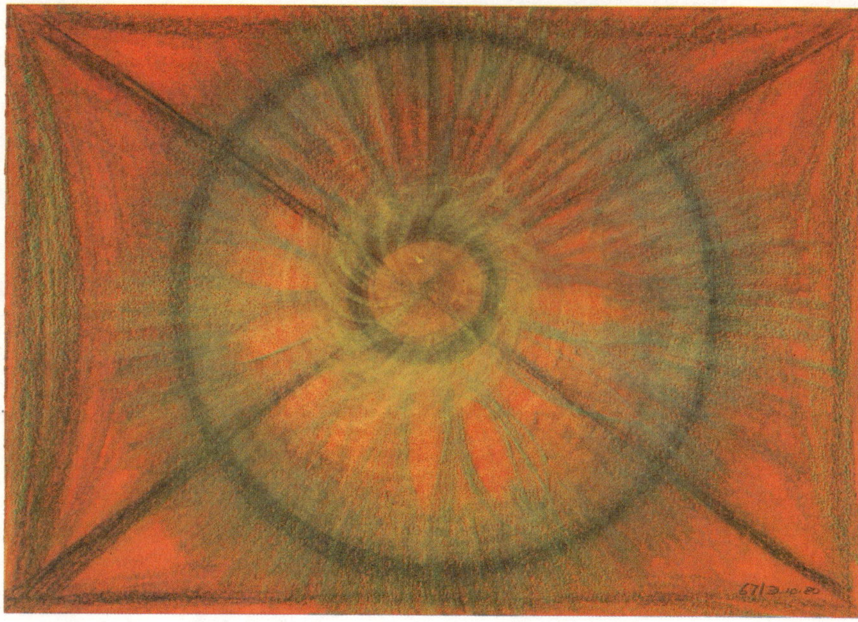

38. Mandala

Im Mandala (vgl. S. 154) manifestiert sich der Archetypus der ordnungschaffenden inneren Instanz des Selbst. Wie ein Rad, eingebettet in die vier Weltenrichtungen, spricht es hier gleicherweise von Bewegung und von Ruhe, von Ein-Mittung und von Aus-Fließen: ein Bild der sich anbahnenden Ganzheit der Seele.

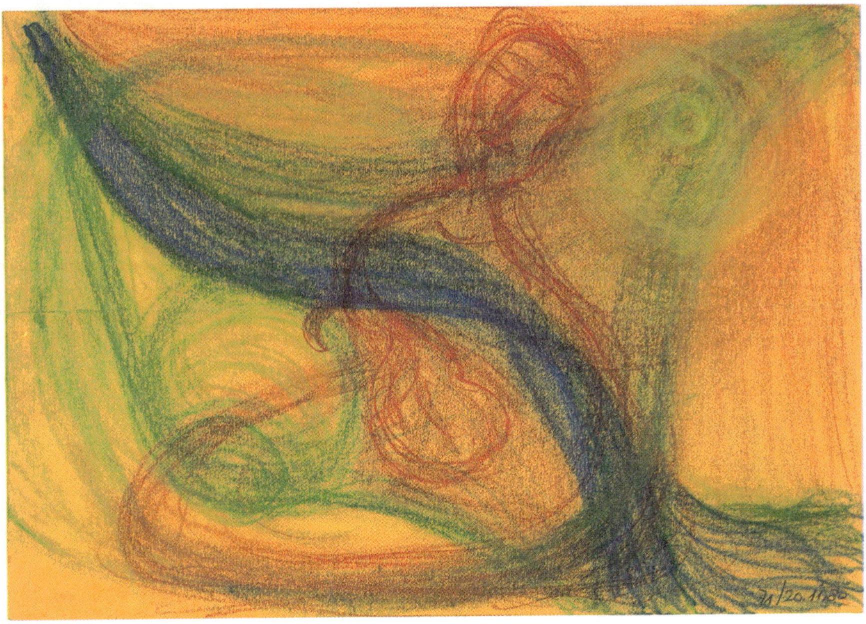

39. Einswerden mit dem Ursprung

Dieses Bild – eine Frau, nach innen horchend, ganz Hingabe, ganz Konzentration und Liebe – zeigt eine wichtige Stufe der inneren Entwicklung und Neuwerdung von E. Ganz im Einklang mit sich selbst ist sie hineingenommen in die strömende, alles belebende Liebe. »Liebe«, sagt Hildegard von Bingen, »ist ein Strom aus dem Grünen, der alle Lebensgründe nährt«, ein Strom lebendiger Grünkraft des Himmels, aus dem »heilen Ganzen«, dem »ganzen Heilen«. Im Bild wird dieses Grüne zu einer Schwingung, die den Schoß der sitzenden Frau umschließt. Eingebettet in diese Grünkraft wächst und reift dort die schönste Frucht geglückter Individuation, die innere Beheimatung und die Liebe. Solche Individuation läßt den Menschen reif werden für eine auf das Du ausgerichtete Liebe. Denn »nur, wer bei sich selbst gewesen ist, kann wirklich zum anderen ausgehen« (Buber).

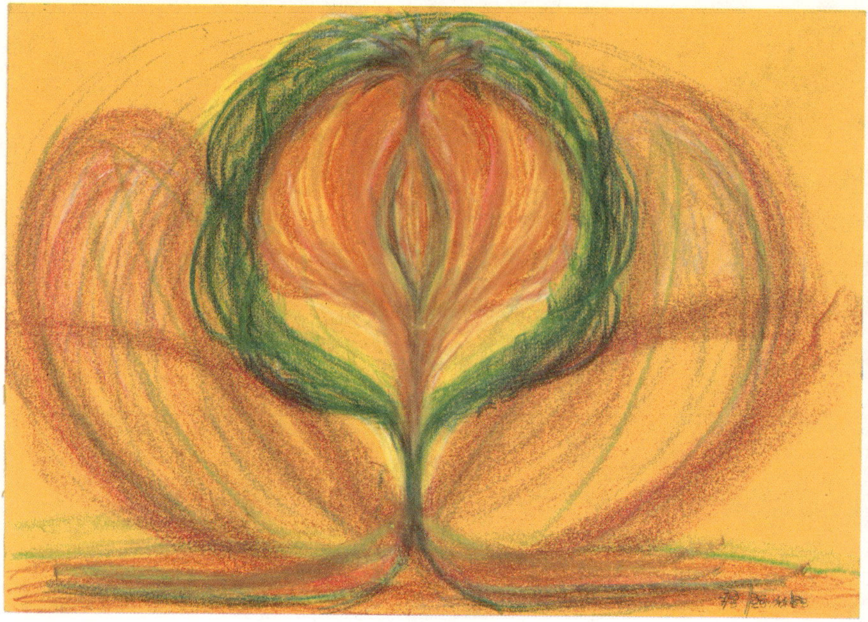

40. Eine neue Schöpfung – Leib

Dieses und die beiden folgenden Bilder malt E. in einem Zug, aus einem Guß. Eigentlich sind alle drei zusammen ein Bild. Sie hat es nur deshalb in drei Ansätzen gemalt, weil sie für das, was sie bewegte, kein anderes Ausdrucksmittel fand: Leib – Seele – Geist – Einheit und Ganzheit.
In diesem ersten Bild des dreifach Ganzen ist alles – Farbe, Form und Strichführung – hingeordnet auf die vegetativ-biologische Ebene menschlichen Seins: Leib und Leiblichkeit. Ich bin Mensch, bin Frau in diesem meinem Leib.

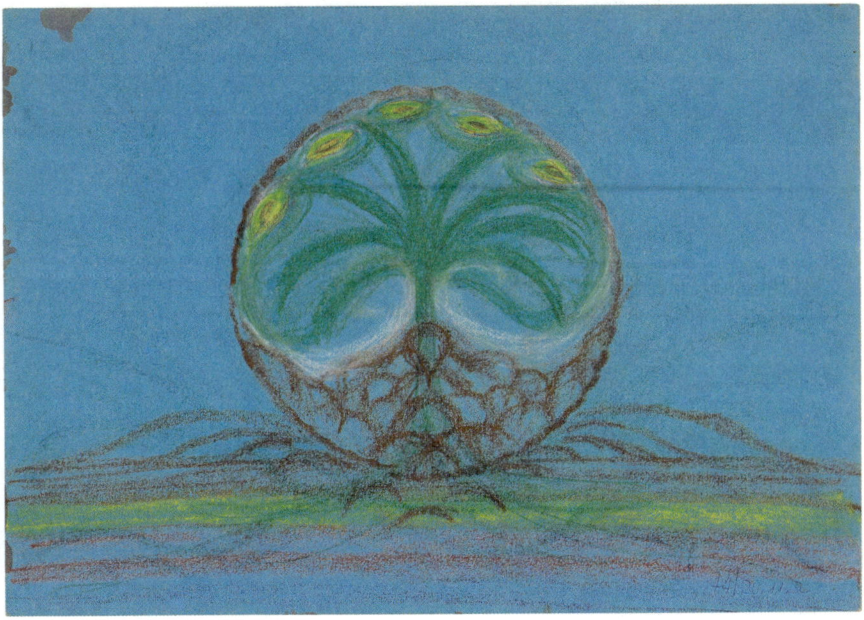

41. Seele

Farben und Qualität des Bildes nehmen die Dimension der Mondbilder wieder auf: die geheimnisvolle Tiefe menschlichen Seins (vgl. Abb. 32 und 33). Im warmen Blau der inneren Welt wächst eine Palme, in deren Blättern Augen wohnen. In der Bewußtwerdung einer solchen seelischen Kraft können die Schwingungen der Gefühls- und Gemütskräfte den ihnen zustehenden Platz wieder einnehmen: Mensch sein und leben, »aus ganzem Herzen und aus ganzem Gemüte«.

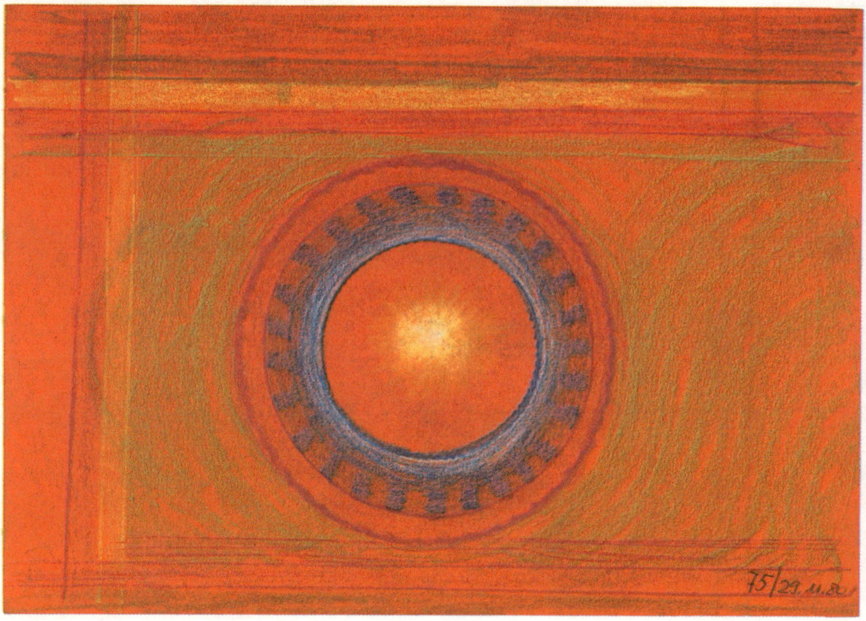

42. Geist

Das Geistige erscheint hier in seiner doppelten Bedeutung: in der Mitte als »Geistiges« oder als »göttlicher Wesenskern«, nach außen hin – im dunkelblauen Zahnrad – als Ratio und als abstrakter Logos. Als Mensch bin ich Geist und des höheren Geistes teilhaftig.
»Ganzheit ist eben ein Leib-Seelisch-Geistiges, und sie bedeutet Integration aller drei Ebenen des Menschseins im gelebten Leben« (Frankl, vgl. S. 53 f.). Das dreifache Mandala wird zum Symbol »einer dreifaltigen Ganzheit«, in der sich geglückte Individuation anzeigt – eine Erfahrung, die E. »als Heimkehr und neue Schöpfung« erfährt.

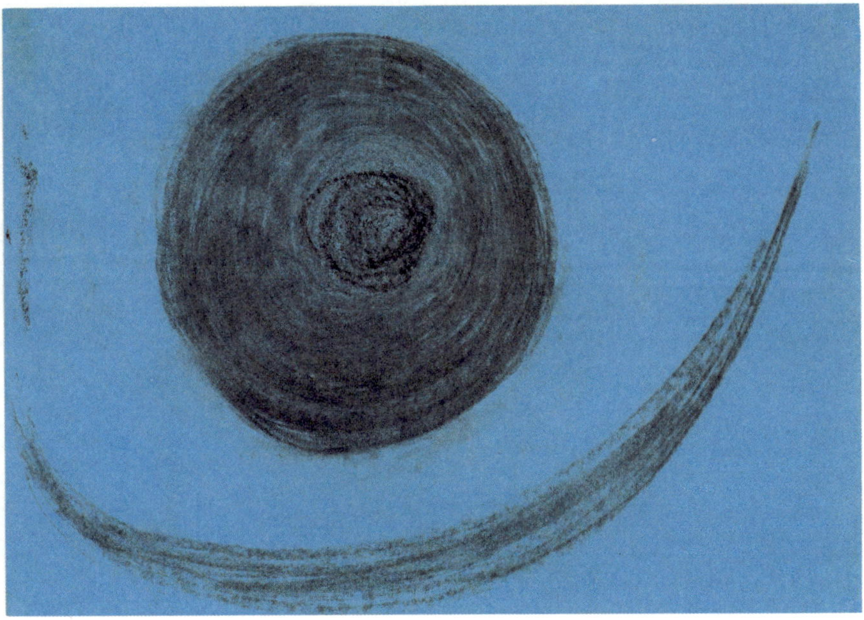

43. Die neue Wandlung

Der schöpferische Prozeß geht weiter, ist ohne Ende. Es gibt kein Angekommensein. Es schien zwar, als ob nach dem dreifachen Mandala kein Bild mehr entstehen würde – E. malte über längere Zeit nicht mehr –, da aber bricht plötzlich eine neue Wandlungskraft ein: Drängender denn je zuvor tauchen neue Bilder aus der Tiefe auf und stammelnde Worte, deren Sinn E. nur erahnen kann:

> *Einbruch der großen Kraft,*
> *Kugel – ich warte,*
> *was wird geschehen?*
> *Einbruch – Eingeistung –*
> *Wegfindung.*

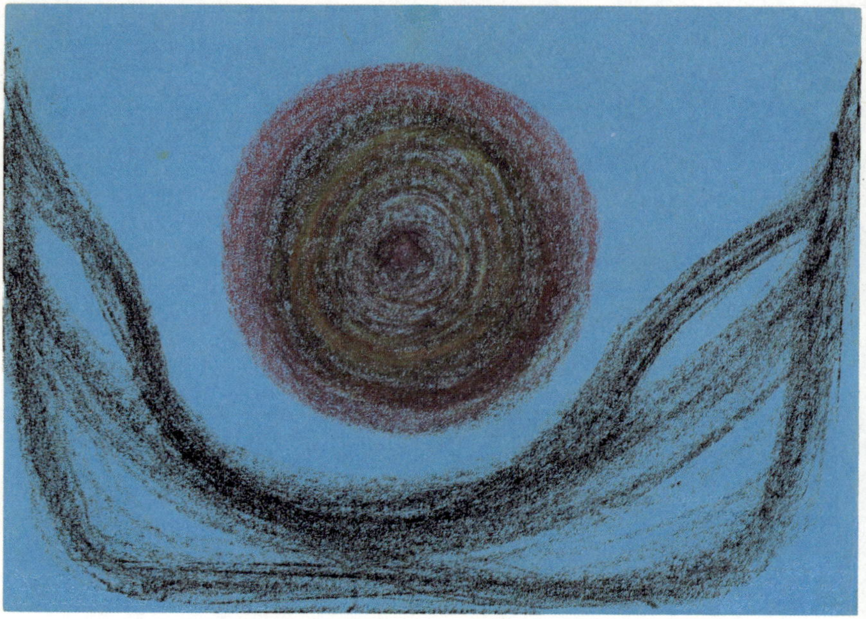

44. Einbruch des Wunders

Begegnung mit dem Großen Du
Veränderung und Wandlung,
Kugel, die einbricht –
ich werde dich aufnehmen,
verschmelzen mit dir
nur noch einer.
Du und ich – nur noch EINER
in der großen
nie endenden Verwandlung.

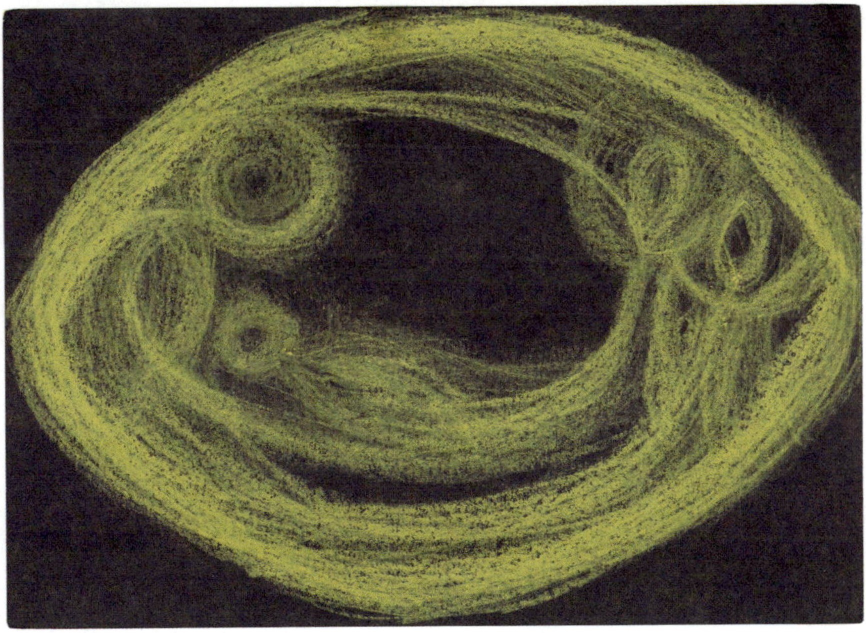

45. Weihnachten

Menschwerdung – Sohngeburt
Gottgeburt im Seelengrund!
Einbruch Gottes im Licht –
Licht, das die Dunkelheit überwindet.
Gotteslicht – umschlossen von Liebe,
umarmt vom stillen Glanz
himmlich-ewiger Geheimnisse:
Gott wird Mensch
»wenn die Seele der Zeit
und des Raumes ledig ist,
sendet der Vater seinen Sohn in sie« (Eckart)
und sie schwingt ein
in dieses ewige Gottesgeheimnis.

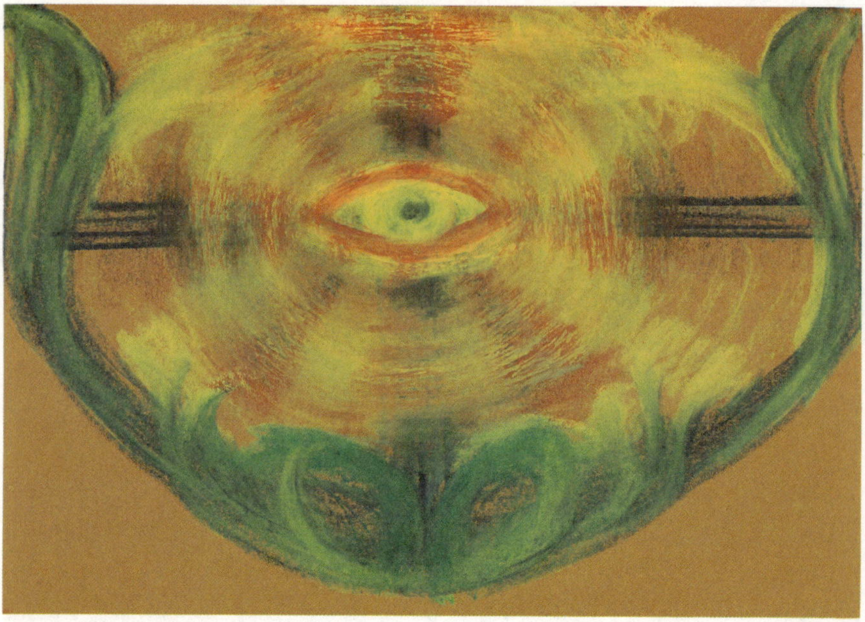

46. Einheit und Ganzheit

Erfahrung der Gottinnigkeit
Einschau in Gottes lautere Klarheit –
nur noch einer –
Ich bin du und du bist ich
ein einziger großer Gottesjubel –
ein ewiges Gotteslicht.
Und wenn die Weihnacht aufbricht,
dann ist es ein Opferlamm,
schwerehaltig und lichthaltig – beides
zusammengehalten im Gottesauge,
in dessen Geheimnis
der Mensch hineingekreuzigt ist.
Ein Geheimnis, dem man nur entgegenharren,
auf das man nur zuwarten kann.

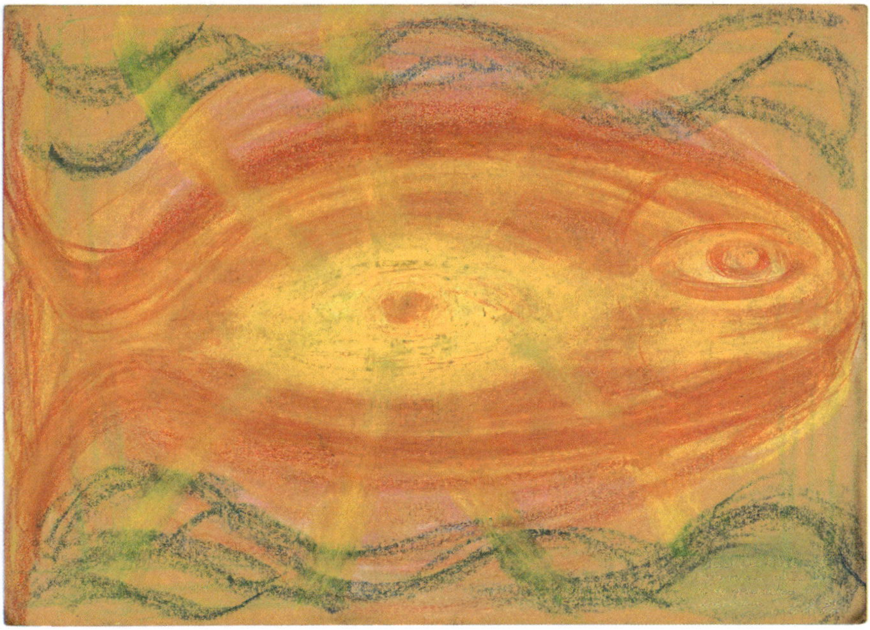

47. Das Gottesauge im Fisch

Auch der Fisch ist drinnen –
drinnen im Gottesauge,
und das Gottesauge,
ist im Fisch – durchleuchtet alles.
Innen und außen –
alles ist eins geworden:
weil hineingenommen
in den ewigen Fluß der Gnade.

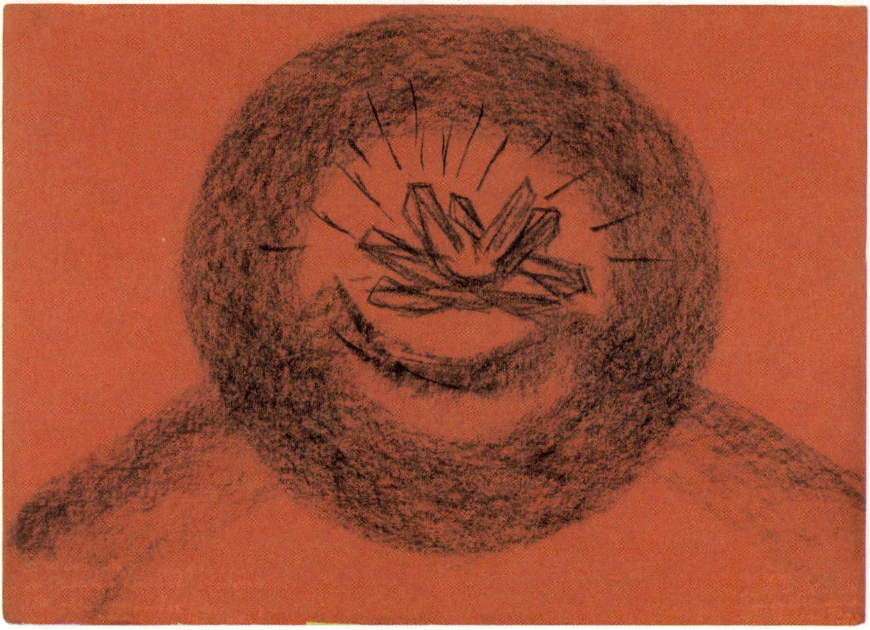

48. Einswerden der Gegensätze im Kristall

Der Weg nach innen, der »heilige Weg«,
führt zum Kristall der Mitte:
zum Krist-All, zu Christus im All!
In ihm ist beides:
höchster Wert und ewige Dauer,
innerer Reichtum und verwandelter Kern,
innen und außen, oben und unten.
So wird eine Brücke
von außen nach innen und umgekehrt,
bis alles einmündet
in den goldenen Kreis des Rades,
ins ewige Rund der letzten Vollendung mit Christus im All:
verklärte Welt – kosmischer Christus.
Einschau in Gottes lautere Klarheit.

Die Kraft aus der Tiefe

Psychische Erfahrungen wurzeln nicht nur im Außen, und geistige Inhalte beruhen nicht nur auf Sinneswahrnehmungen. Es gibt ein irrationales, inneres psychisches Leben, das sogenannte »geistige Leben«, von dem, mit Ausnahme einiger »Mystiker«, fast niemand mehr etwas weiß.

C. G. Jung, Briefe III, 348

Bewußtes und Unbewußtes

Dieser Teil des Buches handelt von der Seele. Was aber wissen wir schon von dieser Seite unseres menschlichen Seins? Wir haben beachtliche Kenntnisse über unser *Bewußtsein*; wie steht es jedoch mit dem *Unbewußten*, dem seelischen Bereich? Und doch weiß jeder von uns, wie sehr wir von eben diesem Unbewußten beeinflußt und gesteuert werden. Dahinter steht ein uraltes Wissen, das die Menschen aller Zeiten beschäftigt und fasziniert hat: Es hat sich niedergeschlagen in Mythen und Märchen aller Zeiten, ist seit Sigmund Freud und Carl Gustav Jung Gegenstand systematischer wissenschaftlicher Forschung und ist zum Beispiel in der Traumarbeit Teil der modernen Psychotherapie. Doch nicht nur sie beschäftigt sich damit, wir alle sind mehr oder weniger dauernd in die Aktionen des Unbewußten hineingezogen: Wer von uns erfährt nicht immer wieder das Auseinanderklaffen von dem, was er tun möchte, und dem, was er wirklich tut? Wenn Sie Raucher sind und damit aufhören möchten, erfahren Sie dieses Kräftespiel an sich selbst. Ihr Bewußtsein sagt Ihnen: »Rauche diese Zigarette nicht.« Ob Sie sie rauchen, hängt von der Reaktion Ihres Unbewußten ab. Wenn es Ihnen eingibt: »Aber ich brauche diese Zigarette, ich werde sonst nervös«, so werden Sie sie rauchen. Ein anderes Beispiel: Kämpfen Sie gegen Übergewicht, liegt das Kampfobjekt zum Beispiel in einem Stück Torte. Auch hier läuft das gleiche Muster ab: Essen oder nicht essen hängt mehr von der inneren Motivation ab als von der äußeren, und schon Paulus schreibt über sich selbst: »... das Gute will ich und das Böse tue ich« (Römer, 7,19).

Von der gleichen Erfahrung schreibt auch Elischeba in ihren Tagebuchblättern im Nachdenken über ein gemaltes Bild (Abb. 13): »Das also ist es! Dieses ›ich will‹ und ›ich kann nicht‹; dieses oben und unten, gesund und krank, gut und böse. Und am Ende gibt es einen Unterlegenen und einen Sieger. Das Spiel ist einfach und ewig gleich. Auf der einen Seite: ›Ich möchte gesund sein‹ und auf der andern: ›Aber ich schaff das ja nie.‹ Wie aber, wenn ich diese Spielregel umdrehen könnte? ›Ich schaff es! Gesundsein (das Helle, das Strahlende) ist möglich und Kranksein (das Dunkle, Fressende) hat keine Macht mehr.‹«

Was in all diesen Beispielen wirklich wirkt, ist nicht der Wille, nicht die Motivation des Verstandes, sondern jene des Unbewußten: sowohl in den *Negativbildern*: »Ich muß rauchen«, »Ich brauch nun mal was Süßes«, »Ich bin halt depressiv«, wie in Ihrer *positiven Vorstellungskraft*: »Ich rauche nicht und fühle mich wohl dabei«, »Eine gute Figur ist besser als die Torte« oder »Gesundsein ist möglich – und ich schaffe es.« Das eine wie das andere hat prägende Wirkung. Man macht sich diese Erkenntnisse heute gezielt zunutze, zum Beispiel auf Kassetten-Programmen[1] oder in der Krebsbehandlung[2].

Wir sehen also, daß hier eine Kraft am Werke ist, die ebenso wirksam ist wie unsere äußere Wirklichkeit, und es ist wichtig, diese *Kraft der Seele* als eigenständigen Teil der menschlichen Persönlichkeit anzuerkennen: als eine von unserem Bewußtsein unabhängige Macht, deren Mitteilungen im behutsamen, übenden Hinhören erspürt wie aktiviert oder verändert werden können. Wo das gelingt, nehmen wir teil an dem, was schon William James den *Bewußtseinsstrom* nannte, der ununterbrochen in uns fließt. So daß *Wille* einerseits und *Innenkraft* andererseits ein Bündnis eingehen können.

Ich möchte in diesem Zusammenhang noch an zwei Denker erinnern: an den durch seine Bücher über »positives Denken« bekannt gewordenen Joseph Murphy sowie an Emil Coué, den französischen Psychotherapeuten, die beide in ihren Arbeiten davon ausgehen, daß diese Vorgänge zwischen Wille und Innenkraft unterstützt und gefördert werden können und daß bei einem Konflikt (Rauchen, Vielessen) *die positive Innenkraft siegen kann*, wenn wir nur gelernt haben, sie einzusetzen.

Das gilt in gewissem Maß auch für den Depressiven. Es gilt vor allem von dem Moment an, wo er seine »negativen Gedankenmuster« erkennt. Erst dann kann er anfangen, an deren Veränderung aktiv mitzuarbeiten, und er muß aktiv mitarbeiten, wenn er wirklich gesunden will. Wenn ich in diesem Zusammen-

1 Energiequell Unbewußtes. Das Bauer Tonprogramm, Bauer, Freiburg/Br.
2 Simonton, O. C.: Wieder gesund werden. Eine Anleitung zur Aktivierung der Selbstheilungskräfte für Krebspatienten und deren Angehörige, mit Kassette, Reinbek 1983

hang von »gesunden« spreche, meine ich nicht einfach Symptomfreiheit und Funktionstüchtigkeit im medizinischen Sinne. Eine solche Gesundheit ist noch keine Heilung. Heil werden kann der Mensch erst dann, wenn er seine innere Dynamik, das heißt seine Reaktionsmuster und Abwehrmechanismen, kennen und besser damit leben lernt. Auf diesem Weg wird er unweigerlich auf innere Kräfte stoßen, die ihn bedrängen und denen er so lange ausgeliefert ist, wie er es nicht versteht, ihnen in seinem Leben gestaltend Raum zu geben. In der Integration dieser *Kräfte aus der Tiefe* schenken wir unsere Aufmerksamkeit der *ganzen* menschlichen Existenz mit ihren bewußten *und* unbewußten Anteilen.

Vom bewußten Anteil wissen wir, daß er all das beinhaltet, was wir mit unseren Sinnen wahrnehmen und was unserer Psyche bewußt ist. Alles, was im Gegensatz dazu nicht bewußt ist, nennt man das *Unbewußte.* Oft versteht man darunter so etwas wie ein Sammelbecken für all das, was wir während unseres Lebens vergessen, verdrängen oder nicht bewußt wahrnehmen. Dieser Teil des Unbewußten bildet aber nur das *individuelle Unbewußte.* Es ist bei jedem Menschen anders, da jeder Mensch auf seine ganz persönliche Art und Weise Erfahrungen macht, Ereignisse wertet und Annehmbares von Unannehmbarem trennt. Würde man sich das Unbewußte in Schichten denken, ist dieser individuelle Anteil sehr nah an der Bewußtseins-Schwelle. Darunter liegt noch eine tiefere Schicht, das *kollektive Unbewußte,* in dem die Urerfahrungen der Menschheit ihren Niederschlag gefunden haben.

Alles, was aus dem Unbewußten aufsteigt, erfahren wir als Emotionen in Bildern und Träumen. Alpträume sind ein typischer Ausdruck für dunkle Seelenbilder, für die sogenannten Schattenkräfte. Sie werden um so bedrängender, je mehr wir uns im bewußten Leben von diesen sogenannten negativen Seiten unseres Menschseins distanzieren. Es wäre aber falsch, würde man die »*Schattenkräfte*« – wie es oft geschieht – nur als eine Ansammlung negativer, böser oder bedrohlicher Persönlichkeitsanteile sehen. Das sind sie teilweise sicher auch, denn kein Mensch ist nur gut und liebenswert. Da die Kehrseite des Guten aber unerwünscht ist, wird sie so weit wie möglich nicht gelebt – hier spricht man von *Verdrängung.* Unerwünschtes, das ins Unbewußte abgedrängt wird, bleibt dort aber aufgehoben und lebt weiter. Man könnte also sagen: Der Schatten ist die andere Seite unseres bewußten Lebens, gleichsam das Spiegelbild unser selbst, und als solches unserem Alltagsbewußtsein verborgen. Es sind Kräfte, die unserem bewußten Ich nicht ohne weiteres zur Verfügung stehen und die, weil sie unentwickelter sind als die bewußten Anteile, uns dunkel und böse anmuten. Ob der Schattenteil unserer Persönlichkeit zum Freund oder Feind wird, hängt davon ab, *ob* und *wie* wir in diesen Spiegel schauen, das heißt, wie wir die aus unserer Seelentiefe auftauchenden Bilder zulassen und anschauen, damit sie uns überhaupt bewußt werden können.

Die Integration dieser unbewußten Seelenanteile ins Bewußtsein – das Annehmen »der dunklen Seiten« – fällt schwer. Es kann vielleicht sogar der größte Schmerz sein, herauszufinden, daß man nicht so gut ist, wie man es zu sein glaubte, daß es die Schuld und das Schuldig-Werden und Schuldig-Sein wirklich gibt.

Jung beschreibt die Zusammenarbeit von Bewußtem und Unbewußtem und den Anteil, den das bewußte Ich dabei zu leisten hat, folgendermaßen: »Wer in den *Spiegel* des Wassers blickt, sieht allerdings zunächst sein eigenes Bild. Wer zu sich selber geht, riskiert die Begegnung mit sich selbst. Der Spiegel schmeichelt nicht, er zeigt getreu, was in ihn hineinschaut, nämlich jenes Gesicht, das wir der Welt nie zeigen, weil wir es durch die Persona, die Maske des Schauspielers, verhüllen. Der Spiegel aber liegt hinter der Maske und zeigt das wahre Gesicht. Dies ist die erste Mutprobe auf dem inneren Wege, eine Probe, die genügt, um die meisten abzuschrecken, denn die Begegnung mit sich selber gehört zu den unangenehmeren Dingen, denen man entgeht, solange man alles Negative auf die Umgebung projizieren kann. Ist man imstande, den eigenen *Schatten* zu sehen und das Wissen um ihn zu ertragen, so ist erst ein kleiner Teil der Aufgabe gelöst: man hat wenigstens das *persönliche Unbewußte* aufgehoben. Der Schatten aber ist ein lebendiger Teil der Persönlichkeit und will darum in irgendeiner Form mitleben. Man kann ihn nicht wegbeweisen oder in Harmlosigkeit umvernünfteln. Dieses Problem ist unverhältnismäßig schwierig, denn es ruft nicht nur den ganzen Menschen auf den Plan, sondern erinnert ihn zugleich an seine Hilflosigkeit und an sein Unvermögen.«[3]

3 Jung, C. G.: Bewußtes und Unbewußtes, Frankfurt 1981, S. 29–30

Die Bilder der Seele

Das Bild

Es ist eine alte Tatsache, daß immer dort, wo Worte versagen, der Mensch auf das Bild zurückgreift: Er spricht in Bildern, er malt, zeichnet, kritzelt, oder er versucht auf andere Weise das Unaussprechliche, Unbeschreibbare zu vermitteln, um sich im Ausdrücken Erleichterung zu verschaffen.

Das Bild ist älter als die Sprache. In der Antike waren die Zahlen und Buchstaben nicht etwas Abstraktes, wie sie es heute sind, sondern Bilder, die für sich und aus sich selbst sprachen. Das Bild spricht unmittelbar, es rührt uns an: Sprache kann nur erklären. Das Bild ist zuerst da, die Sprache folgt nach; das Bild geht tief und kommt aus der Tiefe, die Sprache ist etwas an der Oberfläche Gebildetes. Das Bewußtsein bedient sich der abstrakten Sprache (Begriffe, Bezeichnungen); wo hingegen das Unbewußte sich der Sprache bedient, ist sie schöpferisch – bildhaft. Der Dichter, der Mystiker und der vom Geheimnis im tiefsten angerührte Mensch »spricht in Bildern und Gleichnissen«.

Das Bild hat viele Gesichter und ebenso viele Interpretationsmöglichkeiten. Es lädt in ganz besonderer Weise zur Deutung ein: *Sprachgeschichtlich* stoßen wir auf seine germanische und indogermanische Stammwurzel: Der germanische Stamm des Wortes »Bild« ist *bil*, das heißt soviel wie »Wunderkraft«, »Wunderzeichen«; die ursprüngliche Bedeutung wäre dann im altsächsischen *bilidi* noch heute bewahrt: Wunder(zeichen), Sinnbild, wahres Sein. Darin ist ausgedrückt, daß im Bild etwas versteckt ist, das es noch zu entdecken gilt, das noch einer Sinngebung bedarf. Diese Deutung wird noch unterstützt, wenn man davon ausgeht, daß dem germanischen Stammwort wahrscheinlich das indogermanische *bill* vorausgeht, das »das Entsprechende« heißt! Was ist der wahre Sinn? Was ist das Entsprechende? Was bildet das Bild ab? Gibt es etwas hinter oder vor dem Bild, dem es entspricht – oder etwas, »dem es *Gehalt* und *Gestalt*« geben müßte? In solchen Annäherungsversuchen wird deutlich, daß im Bild auch das Bildende – das Neu-sich-Bildende, das Sich-Verändernde – angesprochen ist. Das Bild wäre dann nicht, wie man gemeinhin annimmt, etwas statisch Gleichbleibendes. Es wird, sobald ein Gegenüber – ein Schauender – da ist, immer auch dynamisch und viel-deutig. Es bekommt *Sinn und Bedeutung.*

Lurker beschreibt im Wörterbuch für Symbolik[4] drei Bedeutungen: die allgemeine, die künstlerische, die psychologische.

Die allgemeine Bedeutung des Bildes ist zugleich die ursprüngliche, das heißt, Bilder waren und sind der Versuch, Seiendes (Wirkliches) einzufangen, um es in einem besonderen Aspekt verständlich zu machen. Jedes Bild ist dann eigentlich ein *Abbild,* sei es der äußeren, sei es der inneren Wirklichkeit. Darin – so haben wir in der sprachgeschichtlichen Bedeutung gesehen – drückt es Sinn, ja oft genug geistigen Sinn aus, es wird zum *Sinnbild,* noch nicht im eigentlichen zum Symbol! Nur da, wo über seinen Eigen-Sinn hinaus noch ein anderer, höherer Sinn erkennbar wird, sprechen wir vom Symbol.

Das Bild in der Kunst und Dichtung. Für jedes *echte Kunstwerk,* ob dieses gemalt, gezeichnet, modelliert oder sonstwie gestaltet ist, gilt, daß dessen künstlerischer Wert nicht in erster Linie im *Abbilden* liegt, sondern darin, daß aus dem Abbild eine *Wahrheit* spricht, die es erst vom Abklatsch, von der bloßen Nachahmung unterscheidet. Eine besonders schöpferische Form ist das künstlerische Gestalten von inneren Bildern. Hier verbinden sich Bilder aus dem Unbewußten mit dem Können zur individuell-schöpferischen Kunst: zum Gemälde, zur Skulptur. Wo diese Kunst des Bildens sich der Sprache bedient, entsteht die *Dichtung,* die poetische Lyrik in ihrer Fülle – von Homer über Petrarca, Goethe, Schiller, Hölderlin bis hin zu den modernen Dichtern. Dieser geschichtliche Bogen vermag, wenn auch nur andeutungsweise, die Vielfalt des sprachlich-schöpferischen Bildvermögens von Menschen aller *Zeiten in Erinnerung zu rufen.* Solche Ausdruckskraft, durch alle Jahrhunderte hindurch wirksam, bezeugt die Ursprungsbewegung der Seele, die sich »im Bilden bildet«, bis sie in der »Einbildungskraft« ihre höchste Steigerung erfährt und sich im genialen Kunstwerk ausdrückt. Immer ist das so Gewordene – die Dichtung, das Gemälde, die

4 Lurker, M.: Wörterbuch der Symbolik, Zürich 1984, S. 86–88

Plastik – ein Bild (Abbild, Ebenbild) für die innere, schöpferische Substanz des Künstlers selbst.

Das Bild in der Psychoanalyse. Das Bild als bedeutsames »Instrument der Seele« wurde im Rahmen der Psychoanalyse sowohl in der Traumarbeit wie im Bilderleben (Imagination) ein Gegenstand wissenschaftlicher Forschung, die ergeben hat, daß die Realität psychischer (wie mythischer und religiöser) Bildinhalte als Anteile und Kräfte der seelischen Innenwelt zu werten ist. Als Produkte der Phantasie und der Einbildung sind sie der Welt des äußeren Auges *nicht* entsprechend. Das Bild steht *für etwas*, und seine *Symbolfunktion* hat eine sinnvolle Bedeutung, kann entschlüsselt und therapeutisch genutzt werden.

Einen weiteren Bedeutungsaspekt des Bildes finden wir noch in der *Bibel*, die davon spricht, daß Gott den Menschen nach seinem Bilde geschaffen habe. Hier erscheint das Bild im Sinne von *lebendiger Gestalt*: Der Mensch, ebenbildlich aus Gott geschaffen, ist, so betrachtet, ein Ausdruck Gottes in der Stofflichkeit (Lehm, Erde). Und nur beide, das *Göttliche* (Geist, Idee, Logos) *und* das Irdische (Materie, Greifbares), machen den *ganzen* Menschen aus. Eine ganzheitliche, lebendige Gestalt *wird*, wie geschrieben steht: »Gott schuf den Menschen nach seinem Abbild, als Abbild Gottes schuf er ihn« (1. Mose 1, 27).

Bilder aus dem Unbewußten

In den sechziger Jahren veröffentlichte Jolande Jacobi, eine führende Schülerin Jungs, zum erstenmal das Ergebnis ihrer zwanzigjährigen praktischen Arbeit und beobachtenden Forschung mit »*Bildern aus dem Unbewußten*« und beschrieb deren Entstehung und Bedeutung: »Der Begriff ›Bilder aus dem Unbewußten‹ ist relativ neu. Da er mit dem Begriff des Unbewußten eng verbunden und ohne diesen überhaupt nicht zu denken ist, vermag er auch nur bei denen Geltung zu haben, die die Existenz einer unbewußten Psyche akzeptieren. Wir verstehen unter diesen Bildern jede Art von sichtbarer Darstellung eines seelischen Inhaltes oder Vorganges, sei dieser veranlaßt durch eine fest umrissene oder eine mehr oder minder vage Vorstellung, einen Zustand, ein Gefühl, eine Erinnerung, eine Phantasie, eine

Traum- oder Wachvision, ein Geschehen usw., das wir in Worten nicht adäquat ausdrücken können, weil es in abstrakte Begriffe kaum zu fassen ist. Das uns so Geoffenbarte ist nichts Erdachtes und Spekuliertes, aus dem Bereich des Bewußtseins Stammendes, sondern eine Botschaft von der ›anderen Seite‹ unserer Seele, aus dem grenzenlosen Land des Unbewußten, in dem alle Bilder ihren Ursprung haben.«[5]

Solche Bilder aus dem Unbewußten tauchen beim heutigen Menschen besonders in seelischen Krisen und während geistiger Entwicklungsprozesse auf, die die eigentlichen *Bewußtwerdungsprozesse* sind: in der Pubertät, in der Lebensmitte, in Krankheit, in schweren Konfliktsituationen, im Sterben. Es bilden sich starke innerseelische Bilder, die sich in Träumen oder anderen Bildgestaltungen auszudrücken versuchen. Sie treten spontan auf oder können psychotherapeutisch aktiviert und genutzt werden. Die Dynamik der Bilder entspricht häufig dem inneren seelischen Leidensdruck: Je größer er ist, desto drängender wird die psychische Energie, desto tiefer sind die Schichten, die aktiviert werden, und desto eindringlicher die auftauchenden Bilder. Werden diese Bilder vom Bewußtsein aufgenommen, mit einem Gegenüber angeschaut und besprochen, kann ein ungemein schöpferischer Prozeß anlaufen: In der Durcharbeitung der anstehenden Seelenprobleme, in mutiger Innenschau und im geduldigen Aushalten des Schmerzhaften eines solchen Weges, ist Lösung der Konflikte, ist Bewältigung des geforderten Entwicklungsschrittes möglich – Heilung bahnt sich an, Heilung im Sinne von Reifung und seelisch-geistiger Entwicklung.

Elischeba, die eines Tages aus ihrer Not heraus zu malen begonnen hat, schreibt in ihren Tagebuchnotizen: »Seit einiger Zeit male ich. Die Bilder überraschen mich, sie überstürzen sich; *es* malt einfach, was in mir durcheinanderquirlt: Hell und dunkel, Sehnsucht und Haß, Schmerz, Angst und wilde Aggression. Auch heute nacht ein Bild voller Grauen und Bedrohung, erschreckend, eine Ballung von Dunkelheit, nur mehr schwarze Ballung! O Gott, wie damit umgehen?« (vgl. Abb. 20).

Später schreibt sie zu diesem Bild: »Wenn ich das Bild anschaue, fällt es mir wie Schuppen von den Augen. Sind nur die

5 Jacobi, J.: Vom Bilderreich der Seele, Olten/Freiburg i. Br. 1981

anderen die Bedrohenden? Jetzt, in diesem Moment, ist der Schleier wie zurückgezogen, und einen Augenblick lang weiß ich: Die Wahrheit hat kein Gesicht, sondern verbirgt sich hinter Schleiern und hinter Masken. Ob sich für mich der Schleier heben wird? Ob diese Masken je Gesichter bekommen werden? Und wenn sie es tun – auch mein Gesicht? Irgendwo habe ich gelesen: ›Wir tragen alle eine Maske und haben Gott nicht erkannt.‹ Sie – die andern – tragen eine Maske: aufgeblähte Monstren! Trage auch ich eine Maske und habe mich selbst nicht kennen wollen? Habe ich diese geballte Dunkelheit nicht kennen wollen? Bin ich nur Opfer, oder bin ich auch Henker? Auch malend und schreibend erfahre ich Verwandlung. Geistwandlung? Da kommt mir noch ein Wort in den Sinn (irgendwo – ich weiß nicht mehr wo – gelesen): ›Verwandlung des in der Maske erschienenen Gottes.‹ Welch ein dunkler, bedrohender Gott das wäre! Dieses Wort verstehe ich so gut (oder ebenso wenig!), wie ich das gemalte Bild verstehe; aber ›es‹ malt und ›es‹ schreibt, und daß da *jemand* ist, der die Bilder anschaut und der das Geschreibsel liest, wie froh bin ich darüber –, und daß da noch *jemand* ist, Gott, dafür bin ich dankbar. Langsam, langsam taste ich mich wieder auf IHN zu.«

Die Imagination

Als Imagination werden all jene Vorgänge bezeichnet, die eine innere Bildgestaltung oder einen Traum weiterführen. Daß solche Bildgestaltungen immer da sind und unter Umständen eine sehr starke und anhaltende Wirkung haben können, erfahren wir dann, wenn sich »ein innerer Gedanke in unserem Bewußtsein festbeißt«, »eine Melodie nicht mehr aus den Ohren geht« oder »eine Idee uns umtreibt«. Werden solche auftauchenden Bilder bewußt aufgenommen und »weitergesponnen«, spricht man von *aktiver Imagination*. Jung gebraucht dafür einmal die Bezeichnung von »spontan auftauchenden, visuellen Phantasiebildern«, und das Umgehen damit nennt er »eine schöpferische Befreiungstat«. Er schreibt in einem seiner Briefe: »Bei der Aktiven Imagination kommt es darauf an, daß Sie mit irgendeinem Bild beginnen ... Betrachten Sie das Bild und beoabachten Sie genau, wie es sich zu entfalten oder zu verändern beginnt. Vermeiden Sie jeden

Versuch, es in eine bestimmte Form zu bringen, tun Sie einfach nichts anderes als beobachten, welche Wandlungen spontan eintreten. Jedes seelische Bild, das Sie auf diese Weise beobachten, wird sich früher oder später umgestalten und zwar aufgrund einer spontanen Assoziation, die zu einer leichten Veränderung des Bildes führt. Ungeduldiges Springen von einem Thema zum andern ist sorgfältig zu vermeiden. Halten Sie an dem einen von Ihnen gewählten Bild fest und warten Sie, bis es sich von selbst wandelt. Alle diese Wandlungen müssen Sie sorgsam beobachten und müssen schließlich selbst in das Bild hineingehen: Kommt eine Figur vor, die spricht, dann sagen Sie, was Sie zu sagen haben, und hören auf das, was er oder sie zu sagen hat. Auf diese Weise können Sie nicht nur Ihr Unbewußtes analysieren, sondern Sie geben dem Unbewußten die Chance, Sie zu analysieren. Und so erschaffen Sie nach und nach die Einheit von Bewußtsein und Unbewußtem, ohne die es überhaupt keine Individuation gibt.«[6]

»Mit irgendeinem Bild« beginnt auch E. allemal ihre Tagebuchnotizen, und es beginnt *das Schreiben aus dem Unbewußten*. Schreibend kann sie Emotionen zulassen und kanalisieren; schreibend erfährt sie aber auch viel über ihre Ängste, Bedrohungen, Konflikte und Hoffnungen; schreibend stößt sie auf uralte Erkenntnisse und findet Lösungsmöglichkeiten für ihr Leben. »*Es* schreibt«, sagt sie einmal, und so beginnt sie, in ihrer Seele, für die dieses Es steht, zu lesen, und findet die Wege, die sie sonst nicht gefunden hätte. Das Schreiben wird zur Therapie, zum Gespräch mit sich selbst und schließlich einmal auch zum Gespräch mit Gott (der traditionelle Weg des Gebetes ist Depressiven ja fast immer *versperrt*).

Wird die aktive Imagination *gezielt* eingesetzt, spricht man von *Imagionationstherapie*; je nach Wirkungstiefe, die man erreichen will, gibt es verschiedene Anwendungsformen. Im Prinzip sind sie alle gleich: Der Übende wird in einer Art gelenktem Tagtraum dahin geführt, daß er in entspanntem, jedoch wachem Zustand zu träumen lernt und über diese seine Phantasien berichtet. Er wird dabei vom Therapeuten angeregt und gelenkt. Über Bilder wie zum Beispiel Wiese, Meer, Wald, Baum, Höhle wird der so Geführte durch seine eigene Fähigkeit

6 Jung, C. G.: Briefe, Bd. II, S. 76

der Imagination *mit sich selbst konfrontiert* und kann gleichsam ins Gespräch mit »diesem Selbst« eintreten. Der Begleiter leitet »die Reise« ein, er ist gewissermaßen der Regisseur. Aber nicht *er* weiß, wo die Reise hingeht, sondern das *Unbewußte* weiß es und wird die Führung übernehmen. In diesem Prozeß wird es möglich, vergessene oder verdrängte (unbewußte) emotionale Reaktionen und Affekte wieder zu erleben. Nicht allen Menschen gelingt dieser Kontakt mit dem Unbewußten gleich gut.

Dem »visuellen Typ« fällt es leichter als dem »rational-pragmatischen«, dem der Verstand zum Hindernis wird. Die Kontrolle durch den Verstand, auch Widerstand und Abwehr (Angst vor möglichem Schmerz oder Angst vor Enttäuschung über sich selbst) blockieren den Prozeß. Wo aber das Zulassen und Sich-führen-Lassen, also die Verbindung von aktivem Drinstehen und seelischem Geschehenlassen möglich wird, können sich die Barrieren zum Unbewußten und damit der Zugang zum Bildbewußtsein öffnen. Ist dies geschehen, werden die auftauchenden Imaginationen und Phantasiebilder ihre eigene Dynamik entwikkeln und von sich aus die Regie für die jetzt zu leistenden Veränderungsprozesse übernehmen, deren Ziel in der Befreiung sowohl von schmerzhaften Erinnerungen wie von nicht genutzten heilenden Lebenskräften liegt.

Die aktive Imagination gibt es in vielen Variationen, sowohl in Vorstufen wie in Weiterführung der von Jung eingeführten Technik, so unter anderem die geführte Bild-Meditation; die Visualisierungstechnik; die Tagtraumtherapie; die Trancetherapie; das geführte Schreiben und Zeichnen und das Psychodrama, das Bibliodrama, das Märchenspiel.

Die Technik selbst kann variieren. Jeder muß seinen ihm zusagenden Weg finden. Jung gibt einmal die folgende, sehr einfache Wegleitung: »Denken Sie sich zum Beispiel eine Phantasie aus und gestalten Sie sie, als wären Sie selber die Phantasie oder gehörten zu ihr, so wie Sie eine unentrinnbare Lebenssituation gestalten würden. Alle Schwierigkeiten, denen Sie in einer solchen Phantasie begegnen, sind symbolischer Ausdruck für Ihre psychischen Schwierigkeiten; und in dem Maße, wie Sie sie in der Imagination meistern, überwinden Sie sie in Ihrer Psyche.«[7]

7 Jung, C. G.: Briefe, Bd. I, S. 146

Das Symbol

Symbolbildung und Symbolbedeutung

Als Träger eines *höheren Sinnes* wird das Bild zum Symbol. Im ursprünglichen Sprachgebrauch war der Sinn des griechischen Wortes *symbolon* der eines Erkennungszeichens. In der Antike war es Brauch, daß zwei Freunde, wenn sie für längere Zeit oder für immer voneinander schieden, einen Gegenstand zerbrachen (zum Beispiel ein Schmuckstück); kam nach Jahren jemand zu der befreundeten Familie zurück, so konnten die Teile zusammengelegt werden und das Zusammengehören war erwiesen. *Symballein* heißt zusammenwerfen, zusammenfügen. Das Symbol ist also ein »Zusammengefügtes«, in dem ein sonst nicht wahrnehmbarer Sinngehalt sich ausdrückt. In unserem Beispiel zeigt sich aber noch eine weitergehende Bedeutung, nämlich das »*Symbol für etwas*«; es steht stellvertretend für eine geistige Realität, für die Freundschaft der Besitzer der Bruchstücke. Darin wird das Symbol zum sichtbaren Zeichen einer unsichtbaren Wirklichkeit. Dieses unsichtbare Sinngebende kann sich sowohl materieller wie immaterieller Zeichen bedienen: des Traumes, des Bildes, eines Gegenstandes und – was oft noch zuwenig anerkannt wird – auch des Krankheitssymptoms oder des Unfallereignisses. Hier läßt sich erkennen, daß das Symbol psychologischer psychosomatischer Ausdruck für etwas ist.

Die psychosomatische Symbolbildung

Da psychosomatische Symptome bei der Depression eine sehr große Bedeutung haben, möchte ich hier einen kurzen Exkurs darüber einfügen.

Groddeck, der »Vater des somatischen Symbolverständnisses«, sagt, daß alles, was der Mensch tut, symbolisch sei. »Die Krankheit ist ein Symbol, die Krankheit will etwas aussagen. Der Bau der Kirche, das Malen eines Bildes – *alles ist symbolisch.*«[8] Er

8 Groddeck, G.: Krankheit als Symbol, Frankfurt 1983, S. 119

begründet diese Aussage mit dem Anwesendsein einer inneren Kraft, die er »das Es« nennt: Es ist dies eine Kraft, die uns lenkt und die sich in dem äußert, was man Symbole nennt, und unter diese Symbole gehören auch die Erkrankungen[9]. Groddeck nennt viele Beispiele dafür und kommt zu dem Schluß, daß *eine Fraktur* eben nicht nur »ein gebrochenes Bein« ist, sondern auch Symbol für etwas, was brechen muß oder mit dem der Betroffene zu brechen hat.

F. Teegen sagt: Wir müssen diese »*Botschaft der Störung*« verstehen lernen, weil wir über sie mit uns selbst in Kontakt kommen können. Sie beschreibt eine ganze Reihe solcher Zusammenhänge. Hier zwei Beispiele:

»*Übelkeit und Erbrechen:* trat bei den betreffenden Patienten auf, wenn sie an etwas dachten, von dem sie wünschten, es wäre nie geschehen. Sie beschäftigten sich dabei nur mit dem Fehler, den sie gemacht hatten und für den sie sich verantwortlich fühlten – nicht mit anderen Lösungsmöglichkeiten (›Ich wünschte, das wäre nicht geschehen‹).

Interpretation der physiologischen Reaktion: Durch Übergeben befördert der Körper Substanzen hinaus, die unverdaulich und schädigend sind.

Schmerzen im unteren Rücken: traten auf, wenn die betreffenden Patienten den Wunsch hatten, eine Aktion auszuführen, die Bewegung des ganzen Körpers einschloß – meist dachten sie dabei an Weggehen oder Wegrennen (›Ich wollte da rauskommen‹).

Interpretation der physiologischen Reaktion: Demonstrationen zeigen, daß der Gedanke an das Heben von Gewichten die dazu benötigte Muskulatur innerviert. Die Muskulatur des unteren Rückens ist wesentlich für alle Fortbewegungsarten. Es ist nachgewiesen, daß längerfristige Kontraktion von Skelettmuskeln zu Verspannung und Schmerzen führt.«[10]

Depression, so könnte sinnentsprechend gesagt werden, tritt dann auf, wenn ein Mensch nicht mehr seinem eigenen, ihm entsprechenden Wesen gemäß lebt, weil irgend etwas ihn niederdrückt, *deprimiert.* Es stellt sich also die Frage: Wovon fühlt er

9 Groddek, G.: Krankheit als Symbol, S. 122
10 Teegen, F.: Ganzheitliche Gesundheit. Der sanfte Umgang mit sich selbst, Reinbek 1983, S. 109

sich unterdrückt? Was erdrückt ihn? Wer drückt ihn nieder? Es lohnt, sich als Betroffener diese Fragen zu stellen, denn wer ernsthaft darüber nachdenkt, findet eine Antwort, die Antwort seiner eigenen *unterdrückten Seele.* Er kann aber auch die ebenso *unterdrückten und nach Heilung strebenden Impulse* finden, die ihm helfen können, die Realität und die Scheinwirklichkeit auseinanderzuhalten und die Dinge wieder an den rechten Platz zu rücken. Er wird dann vielleicht erkennen, daß die Depression eine Sackgasse ist und daß er, anstatt sich gegen sein Problem, seinen Konflikt (Annahme eines Verlustes, einer Verantwortung, eines Verzichtes) zu wehren, sich mit ihm verbünden könnte. Nicht Medikamente helfen hier, auch nicht gute Ratschläge (Ratschlag ist Totschlag, bringt den Leidenden nur noch tiefer in die Depression hinein). Es hilft nur die Arbeit *mit dem Bedrohenden:* Es gibt nur das *Durchleben* der Schmerzen und der Trauer, und es hilft nur das *Durcharbeiten* der Konfliktsituationen. Ohne dies wird sich das Unbewußte immer neue symbolische Krankheitszeichen »ausdenken«.

Die individuelle und universale Symbolbildung

Das *individuelle Symbol* bezieht sich immer auf ein persönliches Erlebnis und eine persönliche Erinnerung, sie machen einen bestimmten Gegenstand oder eine Situation zum Symbol. Nicht ein Ort oder ein Ding selbst ist traurig oder fröhlich, sondern das damit verbundene Erlebnis ist es. An diesen Symbolen kann kein anderer teilhaben, es sei denn, wir erzählten ihm die dazugehörigen Ereignisse, Erinnerungen, Erfahrungen, Erlebnisse. Diesen Aspekt müssen wir im Umgehen mit individuellen Träumen und Bildgestaltungen immer mitbeachten.

Mythen und Märchen haben im Gegensatz dazu immer universale (kollektive) Bedeutung – ein Traum oder ein Bild *kann* eine solche haben, hat aber immer auch individuelle Anteile. Deshalb können wir bei einem anderen Menschen nie wissen, was zum Beispiel der Elefant in seinem Traum/Bild für *ihn* bedeutet (ich weiß es höchstens für mich selbst).

Beim *universalen Symbol* besteht hingegen immer eine Beziehung zwischen dem Symbol und dem, was es repräsentiert[11].

11 Lurker, M.: Wörterbuch der Symbolik, Zürich 1984, S. 665

Grundsätzlich sind diese Symbole im Erfahrungsschatz aller Menschen verankert, zum Teil sind sie jedoch kulturabhängig. So kann das Auto nur für jene Menschen einen Symbolwert haben, die Autos kennen, also nicht für einen Ureinwohner im Busch. In der Erfahrung aller Menschen verwurzelt sind hingegen die Natursymbole. Ich zitiere Erich Fromm zu *Feuer* und *Wasser:*

»Nehmen wir zum Beispiel das Symbol des Feuers. Wir sind von bestimmten Eigenschaften des Feuers im Kamin fasziniert, vor allem von seiner Lebendigkeit. Es verändert und bewegt sich die ganze Zeit und besitzt doch eine gewisse Beständigkeit. Es bleibt das gleiche, ohne gleich zu bleiben. Es macht den Eindruck von Kraft, von Energie, von Anmut und Leichtigkeit. Es ist, als ob es tanzte und eine unerschöpfliche Energiequelle besäße. Wenn wir uns des Feuers als eines Symbols bedienen, dann beschreiben wir innere Erlebnisse, die durch die gleichen Elemente gekennzeichnet sind, die wir beim Anblick des Feuers sinnlich wahrnehmen: Wir haben ein Gefühl von Kraft, Leichtigkeit, Bewegung, Anmut und Fröhlichkeit – wobei in unserem Gefühl einmal das eine, einmal das andere dieser Elemente dominiert.

In gewisser Hinsicht ähnlich und doch auch wieder anders ist das Symbol des Wassers – des Meeres oder eines Flusses. Auch hier finden wir die Mischung von ständiger Bewegung und gleichzeitiger Beständigkeit. Auch hier empfinden wir das Lebendige, die Kontinuität, die Energie. Aber ein Unterschied ist vorhanden: Während das Feuer etwas Abenteuerliches, Behendes, Aufregendes an sich hat, ist das Wasser ruhig, langsam und stetig. Dem Feuer ist ein Element der Überraschung eigen, während das Wasser etwas Voraussagbares an sich hat. Das Wasser symbolisiert ebenfalls eine lebhafte Stimmung, doch ist sie ›schwerer‹, ›gemächlicher‹ und eher beruhigend als aufregend.«[12]

Der Symbolgehalt und der Archetypus

Vor dem Hintergrund der Tatsache, daß Menschen aller Zeiten und Völker *strukturähnliche* Symbole, Rituale und Bildvorstellungen entwickelt haben, kann man annehmen, daß diesen allen

12 Fromm, E.: Märchen, Mythen, Träume, Zürich 1980, S. 21

eine gleiche formale Struktur – in gewissem Sinne ein Grundmuster – zugrunde liegen muß. Man nennt diese Grundmuster *Archetypen.* Jung selbst hat diesen Begriff immer wieder neu definiert, was zu erkennen gibt, wie schwer sich eine erfahrene Wirklichkeit, die in sich selbst so vieldeutig ist, begrifflich fassen läßt. Um zu verstehen, was ein Archetyp wirklich ist, gibt es nur *einen* Weg, nämlich den der Erfahrung, also das eigene Nachvollziehen dessen, worauf der Begriff hinweist. Archetypen als Grundmuster (Urbilder) der Seele begegnen uns im Eintauchen in jene Schicht des Unbewußten, die nicht mehr eine persönlich-individuelle ist, sondern eine *kollektive* (universale). Was von dort in Bildern oder in den sogenannten großen Träumen aufsteigt, *sind* ur-typische (= archetypische) Bilder. Es ist nicht leicht, solche Bilder zu entschlüsseln. Auch der Träumende und Bildende spürt mehr, als daß er sie beschreiben könnte, ihre *Wirkung.* Jung hat sich nicht gescheut, sie *numinos* zu nennen, geheimnisvoll also, und nachhaltig be-einflussend, sie bewirken etwas! Die Bilder sind jedoch nicht selbst die Archetypen, sondern *der Archetyp bewirkt die Bilder,* etwa so, wie auf der physischen Ebene der Instinkt der *Auslöser* bestimmter Reaktionen ist und nicht die Reaktion selbst.

Weil der Archetyp ein immer gleichbleibendes und allen Menschen gemeinsames Grundmuster ist, entstehen die allgemein *menschlichen universalen Symbole* und *Symbolkombinationen.* Als Beispiel sei der Bewußtwerdungsprozeß des Menschen und der Menschheit genannt, der nach bestimmten Gesetzmäßigkeiten abläuft. Man findet dieses typische »Sich-entwikkeln-Müssen« sowohl in den alten Mythen wie im Individuationsprozeß des modernen Menschen: Die entsprechenden Symbole und Symbolkombinationen wiederholen sich immer wieder. Anordner und Bewirker dieser Symbole und damit Bewirker der Bewußtseinsprozesse – so nimmt man an, denn beweisen läßt es sich nicht – sind die Archetypen. Der einzelne Mensch ebenso wie die Menschheit insgesamt geht diesen Weg deshalb so gesetzmäßig, weil er modellhaft im kollektiven Unbewußten angelegt ist wie eine »Mutter-Lauge«, die notwendig ist, damit die entsprechenden Bilder überhaupt entstehen können, in denen sich gangbare Wege eröffnen. Umgekehrt gesagt: Das Material für diese Bilder wird dem individuellen und kollektiven Erfahrungsschatz des Individuums entnommen. Solche Bilder, die oft von einer enorm treibenden und bedrängenden Kraft geladen sind, begleiten den Menschen von der Geburt bis zum Tode. Sie führen zu Lebensmustern, die allen Menschen ähnlich sind. Aus diesem Grunde kennen wir alle bestimmte Konfliktsituationen wie auch entsprechende Lösungswege, weil sie eben für alle Menschen typisch sind.

Jung hat eine Reihe von Archetypen beschrieben: zum Beispiel

– den *Mutter-Archetypus,* der wie alle Archetypen zwiespältiger Natur ist: sowohl bergend, nährend, schützend, wie festhaltend, verschlingend, zerstörend. Taucht der Mutter-Archetypus im Natursymbol auf, manifestiert er sich in typisch weiblichen Symbolen: die Erde, die Pflanzen, die Nacht, der Mond.

– den *Vater-Archetypus,* er ist auch zwiespältig, sowohl ordnend, fürsorglich, klärend, wie fixierend strafend, vernichtend. In Naturbildern zeigt er sich als der Himmel, der Berg, der Tag, die Sonne.

– das *Mandala* ist ein *ordnender Archetypus.* Mandala ist ein Wort aus dem Sanskrit und bedeutet Kreis. Mandala-Bilder tauchen im religiösen wie im psychischen Bereich auf. Immer haben sie das gleiche Grundmuster: Ihre Strukturen – ob viel oder wenig – sind auf die Mitte bezogen, meist sind sie kreisförmig angeordnet, oft auch im Vier- oder Vieleck. Jung hat in jahrelangem Studium von Träumen und Malereien entdeckt, daß Mandalas immer dann spontan auftauchen, wenn die Psyche aus irgendeinem Grund die Zentrierung sucht, sich »einmitten« will, neu in Ordnung kommen muß (Abb. 38). Oder sie sind spontaner Ausdruck gelungener Ganzheit (Abb. 40, 41 und 42). Darum nannte Jung solche Mandalaformen »Abbilder der sich anbahnenden oder vollzogenen Individuation«. Auch Frau E., die zum damaligen Zeitpunkt über Mandala weder etwas gehört noch gelesen hatte, kam intuitiv zu entsprechenden Schlußfolgerungen.

Der Individuationsprozeß

Die Bilderserie dieses Buches ist Ausdruck eines individuellen, aber gleichzeitig auch typischen Individuationsprozesses. Ich möchte hier einige grundlegende Aspekte dieses Bewußtseinsprozesses anführen. *Individuation* wird häufig übersetzt mit »Selbstverwirklichung«, ein Begriff, der zu einem viel gebrauchten und ebensooft mißbrauchten Modewort geworden ist. Man muß, um dieses Wort richtig zu verstehen, zurückgreifen auf den Begriff des *Selbst,* der in der Jungschen Terminologie die Bezeichnung für den zentralsten Archetypus des »kollektiven Unbewußten« ist, für die *oberste Instanz der Seele,* die Jung »die göttliche« nennt. Trotz dieser Formulierung betont er: »Dieses Selbst steht jedoch nie und nimmer an Stelle Gottes, sondern ist vielleicht ein Gefäß für die göttliche Gnade.«[13] Der Prozeß der Individuation wird von diesem Selbst gesteuert und läuft auf dessen Ent-wicklung hin, was eigentlich *Ent-faltung* der Seele in all ihren höchsten Möglichkeiten bedeutet. Ein solcher Weg ist ein lebenslanger Prozeß. Seine letzte Erfüllung liegt in jener reifen Entfaltung der Persönlichkeit, in der die »Selbstverwirklichung« in die Erfahrung der Gnade, in die *»Gottesverwirklichung«* einmündet.

Diese Selbstverwirklichung im richtigen Sinne ist ohne die »dunkle Nacht der Seele«, das heißt ohne das Hindurchgehen durch schmerzliche Werde- und Wandlungsprozesse nicht möglich, ja sie kann eigentlich erst dort einsetzen, wo das verhinderte, gestörte (depressive, schizoide, zwanghafte oder hysterische) Selbst gesund geworden ist.

Für den Menschen in der Depression bedeutet dies, daß er zuerst lernen muß zu verstehen, was ihn niederdrückt, warum er sich kränkt und woran er kränkelt. Dann muß er lernen, die damit zusammenhängenden negativen Gefühle – Aggressionen, Wut, Zorn, Haß – in sich wahrzunehmen, zuzulassen und zu

13 Jung, C. G.: Gut und böse in der analytischen Psychologie, in: Ges. Werke, Bd. XI, Olten 1983[5], S. 675

bejahen. Sich selber annehmen – *Selbstbejahung* und *rechte Selbstliebe* – heißt aber, und das fällt vielen, vor allem den depressiven Menschen schwer: die *hellen* und die *dunklen* Seiten der Persönlichkeit annehmen. Hier geht es um die »Integration des Schattens«.

Grundlage und Voraussetzung der *Selbstverwirklichung* ist also die Selbst*erkenntnis*. Die Inschrift am antiken Tempel von Delphi »Erkenne dich selbst und folge deinem Gott« entspricht der Forderung Meister Eckarts: »Lerne dich selbst erkennen, denn wer zur Anschauung des höchsten Gutes, das Gott selber ist, gelangen will, muß ein Erkennen seiner selbst haben.« Auch bei Johannes dem Täufer ist dies das Kriterium der Umkehr und Neuwerdung: »Jener muß wachsen, ich aber abnehmen« (Johannes 3, 30–31). Hier liegt der eigentlich menschliche und zutiefst christliche Auftrag. Unter diesem Gesichtspunkt wird verständlich, was Karlfried Graf Dürckheim im Vorwort sagt: »Depression ist das verhinderte Christuslicht, das wiedergefunden werden muß«, und sie ist *darin* Gnade, weil im Hindurchgehen durch die Dunkelheit uns jene Christuswirklichkeit zuwächst, die uns »zu neuen Menschen« macht. Dadurch wird der Mensch befähigt, über das eigene Ich hinaus sich dem Mitmenschen und Gott (wieder) zuzuwenden. Individuation schließt die Welt nicht aus, sondern ein, sagt Jung, sie macht den Menschen reif und darin erst eigentlich offen auf das Du hin.

»In der Depression war ich wie tot«, schreibt Elischeba in der Zeit der sich anbahnenden Neuwerdung, »nun aber bin ich im Licht, erfüllt vom Licht. Und plötzlich formt sich in mir ein Gebet: Herr, nimm von diesem Licht, nimm von *meinem* Licht und schenk es den Menschen, die im Dunkel stehen. Was mich erschüttert ist dieses: daß ich ein erstes Mal wieder spontan bereit bin, etwas *von mir selbst* wegzugeben – und daß ich keine Angst mehr habe, von dem herzugeben, was ich so lange entbehrte; daß ich keine Angst mehr habe, daß mir dann selber nichts mehr bliebe; – nicht mehr diese Angst, zu kurz zu kommen! Nein – nie vorher habe ich gewußt, was es wirklich heißt: diesem anderen – der ja nicht Ich bin – *einfach* zu geben ohne heimliche Berechnung, vollen Herzens – sogar dieses: das Licht, das langentbehrte.«

Die Beziehung zur äußeren Welt – zum Mitmenschen – ist das eine Kriterium geglückter Individuation, das zweite liegt im *Finden oder Wiederfinden der Beziehung zum Ursprung;* hier geht es um die re-ligio, die *Rückbindung* an den tiefsten Wesenskern menschlichen Seins, der im letzten ein göttlicher ist.

Individuation bedeutet Bewußtwerdung und Erfahrung dessen, daß der Mensch beiden Welten angehört, der inneren und der äußeren. Wer der äußeren Welt verhaftet bleibt, leidet am Leben; doch es ist ebenso gefährlich, sich in der inneren zu verirren oder in ihr steckenzubleiben, also dem Leben auszuweichen. Geglückte Individuation ist die Verbindung von Innenwelt und Außenwelt im Schnittpunkt des bewußten Ich. Wer dies anzunehmen lernt: Innen *und* Außen, Schatten *und* Licht, gelangt in die Mitte. Dieser Erfahrungsweg drückt sich bildlich aus im Symbol des *Kreuzes,* dessen ausgreifende Balken auf eine grundsätzliche Konfliktsituation und einen entsprechenden Schmerz hinweisen. Der Kreuzungspunkt – die Mitte des Kreuzes – symbolisiert das Heimholen (Zusammenfallen) der Gegensätze, in dem erst eine Überschreitung – Er-lösung – möglich wird.

In den Tagebuchnotizen, die E. im Zusammenhang mit den Bildern 45 und 46 niedergelegt hat, beschreibt sie diese Erfahrung so: »›Wir müssen mit den Gegensätzen leben‹, habe ich heute einer Kollegin gesagt und dann: ›wissen Sie, was ich eben gesagt habe?‹ Natürlich wußte sie es, aber eigentlich wußte sie nichts, überhaupt nichts. Ebensowenig wie ich *gewußt* habe. Ausgestreckt sein – wie ein Blitz durchfuhr es mich, und plötzlich wußte ich, was es heißt, ausgestreckt zu sein zwischen diesen Polen von gut und böse, hell und dunkel, angepaßt und revoltierend, Liebe und Haß. Diese Erfahrung begleitet mich schon länger, es war ein langsames Vorantasten – ein durch die Nacht Hindurchtasten: ›das Nichtwiedergutzumachende‹ muß losgelassen werden, dann – im Annehmen des Unannehmbaren – springt es in die Mitte!

›Unter das Kreuz muß ich alles Leidvolle stellen‹, hatte ich von unserem Pfarrer einmal gelernt; unter das Kreuz? Hier kam ich nicht mehr weiter – es stimmte etwas nicht, und lange wußte ich nicht was; ich wußte nicht, daß ich mich verrannt hatte, nicht einmal, als in der Nacht des Grauens das Bild der ›demütig unter dem Kreuze Knienden‹ mich zur Raserei brachte. Das Bild war nicht richtig – und es hat mich beinahe getötet. Und heute dieses:

Nicht unter dem Kreuz – *am Kreuz* ist richtig! Nicht die ›frommen Gefühle‹, die ich im Zusammenhang mit den existentiell betrüblichen Fakten meines Lebens in X gar nicht haben konnte. Aber: *am Kreuz,* endlich die Wahrheit des Kreuzes verstehend – *ausgestreckt zwischen den Gegensätzen – die Gegensätze vereinigend:* oben, unten – Himmel, Hölle, Gott und Teufel, gut und böse. Dazwischen bin ich, ob ich es wahrhaben will oder nicht. Wahr-haben, die Wahrheit sehen, das passiert mir jetzt im realen Leben wie in den Träumen. Heute weiß ich – ohne zu wissen, wie ich es weiß: Das Kreuz muß durchschritten werden in die Auferstehung hinein, ins ewige Gotteslicht hinein, in dieses ›Immer-schon-drin-gewesen-Sein‹. Aus den Gegensätzen wird Einssein: Du und ich, nur noch einer, Gott und Mensch, nur noch einer: Gott-Mensch. Nicht mehr ein ›Gott-und-Mensch-Leben‹, sondern das Ich taucht ein in das Du, und es wird ein ewiges ›Gott-Mensch-Leben‹.« (Vgl. Abb. 46.)

Und einige Tage später: »›So ist es‹, sagt mein Traum – ich bin angekommen, ich bin in meiner eigenen Mitte im göttlichen Grund angekommen, und ich kann hinein- und hinausgehen. So wie im Traum ist es auch außen im realen Leben: Etwas ist geglückt, mein Leben ist geglückt! Eigentlich müßten alle Glokken läuten, aber das Wunder ist still, unendlich still – aber es ist auch unvergänglich. Und darum ist auch die Angst nicht mehr da, ich könnte das Wunder verlieren. Was geworden ist, kann nicht verlorengehen, es ist wie der Kristall selbst, ewige Wirklichkeit; und weil ich diese Wirklichkeit nicht mehr glauben muß, weil ich sie *weiß,* brauche ich sie nicht mehr festzuhalten. Nicht mehr krampfhaft festhalten muß ich das, was sich ja sowieso nie festhalten läßt: dieses lebendige, heilige Innen *und* Außen. Wer drinnen war, weiß: Nicht mehr ich gehe nach außen in die Welt (wohin auch immer), sondern Gott geht in die Welt, die vor mir liegt. Er kam auf mich zu, ging in mich ein, und nun geht er die Wege, die zu gehen sind. Mich in sein Gehen einlassend, geht Er, läuf Er – mit meinen Füßen – läuft Er auf die Menschen zu. So ist es: Ich lasse das Gestammel stehen und singe: ›Gloria, Gloria, Gloria – Ehre sei Gott in der Höhe, Friede uns Menschen auf der Erde.‹ Ehre oben, Friede unten – und in der Mitte der Kristall: Mensch gewordene Ewigkeit.« (Vgl. Abb. 48.)

Abschließend und zusammenfassend möchte ich Jolande Jacobi zu Wort kommen lassen. Sie schreibt zu diesem Weg der Individuation im Sinne echter Selbstverwirklichung:

»Keine Phase des Individuationsprozesses kann ausgewechselt oder übersprungen werden. Sind die Erfordernisse des ersten Abschnittes in der Jugend zu wenig berücksichtigt worden, so müssen sie, bevor der Prozeß richtig weitergehen kann, später nachgeholt werden, was mit zusätzlichen Wachstumsschmerzen verbunden ist. Jeder bewußt oder unbewußt vorgenommene Versuch, mit den vorgezeichneten Phasen nicht Schritt zu halten, ist von vornherein zum Scheitern verurteilt und bedeutet Abweg, Irrtum und Krankheit. Darum fallen die reifen Früchte dieses Weges auch nicht der Jugend, sondern dem Alter zu. Der Individuationsprozeß, als ein auf das ganze Leben verteiltes Geschehen, ist im Grunde *niemals vollendet.* Es ist, als ob er eine unendliche und stete Annäherung an ein ›fernes Ziel‹ wäre, für den der Tod die letzte Grenze bedeutet. Wenn daher der Ganzheit durch die Existenz des Menschen auch zeitlich Schranken gesetzt sind, so ist sie dem Umfang nach unbegrenzt, indem der Zuwachs an Persönlichkeitskomponenten aus einem unbewußten Bereich hervorgeht, dessen Grenzen nicht absteckbar sind.«[14]

Und weil die Grenzen nicht absteckbar sind, ja weil es eigentlich keine Grenzen gibt, die ein Angekommen-Sein signalisieren würden, *bleibt* der, der sich auf den Weg gemacht hat, ein Wanderer, ein *Pilger auf dem Weg,* der aber irgendwie schon weiß, wohin er geht:

»Denn diese Bestimmung wirkt wie ein Gesetz Gottes, von dem es kein Abweichen gibt ... Denn wer Bestimmung hat, hört die Stimme des Innern, der ist bestimmt, heißt es bei Jung. ›Was wäre geschehen, wenn Paulus durch irgendwelche Vernünftelei sich von seiner Reise nach Damaskus hätte abhalten lassen?‹ fragt er an anderer Stelle. ›Ohne Schicksal auf sich zu nehmen, ... geschieht keine Individuation; der Mensch bleibt bloßer Zufall, ein sterbliches Nichts‹, was schwere Schuldgefühle nach sich zieht. Darum können Menschen, die zutiefst von den Problemen und Bildern des psychischen Urgrundes ergriffen sind, bei einer Rückschau auf ihr Leben fast nie umhin festzustellen, daß ihr Entwicklungsweg unausweichlich war.

14 Jacobi, J.: Der Weg zur Individuation, Zürich 1965 (vergr.), S. 114

Das Nichtbefolgen einer ›Bestimmung‹ oder das Ausweichen vor dem Schicksal stellt den häufigen Anlaß und Grund zahlreicher psychischer Schwierigkeiten dar. Es mag sogar sein, daß die heutzutage beobachtbare ständige Zunahme der Zahl der Neurotiker ihre Ursache darin hat, daß es immer mehr Individuen von ihrer Bestimmung her auferlegt ist, ihre seelische Ganzheit bewußt zu erringen.«[15]

Steckenbleiben auf diesem Weg, *das Ausweichen vor dem aufgetragenen Lebensgesetz* (die zu werden, die ich werden muß; loszulassen, was mir nicht mehr entspricht oder nicht mehr festgehalten werden kann) – dieses »Verweigern« ist heute oft der Auslöser von Depression, die ich deshalb eine geistig-seelische oder spirituelle Depression nenne. Sie kann eben nicht durch Medikamente geheilt werden, sondern nur im *Hindurchgehen* durch das jetzt Notwendige: die *Veränderung.*

Die Krise der Lebensmitte

Der menschliche Individuationsweg hat zwei wesentliche Phasen: die der *Expansion* in der ersten Lebenshälfte, die durch die Pubertät eingeleitet wird, und die der *Introversion* in der zweiten Hälfte, deren kritischer Wendepunkt etwa zwischen 35–45 Jahren liegt. Diese sogenannte *Lebensmitte* ist die Zeit, in der die Ausrichtung des Ich nach außen (beruflicher Schwerpunkt) sich wandeln muß zur Entwicklung des Selbst (Ausformung innerer Reife). Dieser allen Menschen vorgegebene Weg läuft ab, wie er in der Natur abläuft, sichtbar am Gang der Sonne: Am Morgen geht sie auf, erhellt die Welt und regt die Kräfte an, am Mittag erreicht sie ihren höchsten Stand und beginnt ihre Strahlen und damit die Kräfte zurückzunehmen, um schließlich unterzugehen. Nicht allen Menschen gelingt es gleich gut, die Aufgaben dieser Lebensphase zu bewältigen. Viele scheitern, weil sie »das Zurücktreten-Müssen« nur als Verlustereignis erfahren oder weil sie ihre Kräfte im rastlosen und ruhelosen »Weiterwursteln« erschöpfen. Dem einen droht »die reaktive«, dem andern »die Erschöpfungs-Depression«. In beiden Fällen nichts anderes als ein Anruf: Kehre

15 Jacobi, J.: Der Weg zur Individuation, S. 135

um, halte ein, überlasse dich deiner Bestimmung: Tue, was jetzt zu tun ist, und lasse los, was es jetzt loszulassen gilt! Wer vor dieser im Hier und Jetzt zu leistenden Arbeit ausweicht, wie Jona es tat, und im »Bauch des Fisches« (Abb. 23) verharrt, findet nie zur *Ganzheit seiner selbst.*

Die religiöse Bedeutung dieses Weges

Religiös betrachtet, ist dieser »Weg zur Ganzheit seiner selbst« ein Weg zu Gott. Es ist der *mystische Weg,* der durch »die dunkle Nacht der Seele« *hindurch*führt. Im geduldigen Ringen mit den »alten, eingefleischten Seelen-Mustern« – im religiösen Sprachgebrauch würde man von »Umkehr und Askese« sprechen – kann Heilung gefunden werden und die Geburt des neuen Menschen, die *Verwirklichung des inneren Christus* geschehen. Der Schatz, der alles verändert, der Schatz, von dem Christus spricht, liegt im Grunde der Seele verborgen, und nur der geistige (religiöse) Weg macht den Menschen fähig, diesen Schatz zu heben. Christus selbst ist diesen Weg bis zur letzten Konsequenz gegangen: Tod am Kreuz, Hinabsteigen zu den Toten, Auferstehung.

Der moderne Mensch kann diesen Weg nur im Hier und Jetzt gehen: der Tod oder Verlust dessen, was bis dahin sein Leben bestimmte, das Hinabsteigen zu den Toten (den dunklen Schattenkräften), die Auferstehung zu neuer Lebensmöglichkeit (die Veränderung). Hier wie dort gilt: Neues Leben wird nur durch den Tod hindurch, und Licht wird nur jenseits der Nacht. Wer hindurchgeht, geht als ein anderer, als ein Verwandelter aus diesem Geschehen hervor, und er weiß dann auch, daß nicht er selbst diese Wandlung vollbracht hat, sondern *Gott.* Für diese Menschen wandelt sich dann auch das *Gottesbild.* Der zunächst nur außen (oder oben) gesuchte Gott wird zu einem Gott, der *innen erfahren* wird – ein Geschehen, das den betroffenen Menschen am nachhaltigsten beeinflußt. Jung beschreibt diese Erfahrung von Menschen, die durch den Wandlungsprozeß hindurchgegangen sind, einmal so:

»Sie kamen zu sich selber, sie konnten sich selber annehmen, sie waren imstande, sich mit sich selbst zu versöhnen, und dadurch wurden sie auch mit widrigen Umständen und Ereignissen ausgesöhnt. Das ist fast das gleiche, was man früher mit den Worten ausdrückte: ›Er hat seinen Frieden mit Gott gemacht, er hat seinen Willen zum Opfer gebracht, indem er sich dem Willen Gottes unterwarf.‹«[16]

Dies ist noch hinzuzufügen: *Lebensgeschichtlich* ist das eigentliche Problem, vor dem der Mensch in der Lebensmitte steht, seine Haltung gegenüber dem *»Älterwerden und dem Tod«*. Die Lebenskurve läuft nach unten, die Vergänglichkeit wird erfahrbar und muß angenommen werden. Nur dann kann die zweite Lebenshälfte zur neuen Chance werden. Nur wer das Gesetz des Lebens, das sich auf den Tod als sein Ziel hinbewegt, akzeptiert, ist ein mit sich und Gott versöhnter Mensch. Der Weg dahin ist ein *individueller,* aber ein unausweichlicher Weg. Jolande Jacobi sagt dazu: »Ob einer den ›natürlichen‹, mehr oder minder unbewußt verlaufenden Individuationsweg oder den bewußt verarbeiteten geht, ist vermutlich Schicksal. Eines steht jedoch fest: Unbewußtheit oder gar unbewußt bleiben wollen, sich dem Ruf nach Entwicklung zu entziehen und *das Wagnis des Lebens zu meiden, ist Schuld.* Denn Alternmüssen ist zwar des Menschen unentrinnbares Los, aber sinnvoll Alternkönnen die allein ihm ermöglichte und zugeordnete Aufgabe. Welchen Sinn hat unser Leben? Keinen, wenn nicht *wir* ihm einen verleihen.«[17]

16 Jung, C. G.: Psychologie und Religion, Zürich 1947, S. 147
17 Jacobi, J.: Der Weg zur Individuation, S. 152

Der Traum

Bedeutung des Traumes

Der weitaus am besten erforschte und meistbeschriebene Ausdruck der Seele ist der Traum. »Was der Traum zeigt, ist der Schatten dessen, was an Weisheit im Menschen vorhanden ist, selbst wenn er im Wachzustand nichts davon wissen mag ... Wir wissen darum nichts davon, weil wir unsere Zeit mit äußerlichen und vergänglichen Dingen vertrödeln und dem, was in uns real ist, keine Aufmerksamkeit schenken«, sagt schon Paracelsus. Und im Talmud ist zu lesen: »Ein ungedeuteter Traum *gleicht einem ungelesenen Brief.*«

Elischeba schreibt: »Ich fange an, auf meine Träume zu hören und ihre Sprache zu verstehen. Ein junger Mönch – Symbol für meinen Inneren Meister – hat sie mich verstehen gelehrt, so sagt es ein Traumbild, und ich lese in meiner Seele wie in einem aufgeschlagenen Buch. Dieses innere Buch ist mir in diesen Monaten wichtiger als alle Bücher der Welt, es ist auch das einzige, in dem *ich jetzt lese; mit immer neuem Staunen lese.*«

Tatsächlich sind Träume »nicht Schäume«, sondern wichtige Mitteilungen von uns selbst an uns selbst. Erich Fromm sagt: »Wenn wir diese Sprache nicht verstehen, verlieren wir einen großen Teil von dem, was wir in den Stunden wissen und uns sagen, in denen wir nicht damit beschäftigt sind, die Außenwelt zu beherrschen.«[18] Nur, man muß die Sprache der Träume lernen, man muß gleichsam in die »Schule des Traumes« gehen, wo der Traum selbst uns zum Lehrer wird. »Ein junger Mönch lehrt mich eine ganz neue, unbekannte Fremdsprache«, träumt Elischeba. Und nochmals Erich Fromm: »Ich halte die Symbolsprache für die einzige Fremdsprache, die jeder von uns lernen sollte. Wenn wir sie verstehen, kommen wir mit dem Mythos in Berührung, der eine der bedeutsamsten Quellen der Weisheit ist. Das Verständnis der Traumsprache ist eine Kunst, die – wie jede andere

18 Fromm, E.: Märchen, Mythen, Träume, Zürich 1980, S. 16

Kunst – Kenntnis, Talent, Erfahrung und Geduld erfordert. Talent, die praktische Anwendung des Gelernten, und Geduld kann man nicht aus Büchern erwerben. Hingegen kann man die für das Verständnis der Traumsprache erforderlichen Kenntnisse übermitteln.«[19] Diese Kenntnisse sind heute zugänglich in der vielfältigen auch Laien verständlichen Traumliteratur[20].

Hier noch ein Wort zu den sogenannten *»mythologischen«* oder *»großen« Träumen.* Man kann davon ausgehen, daß diese Träume aus einer sehr tiefen Seelenschicht stammen, dem kollektiven Unbewußten. Typisch dabei ist, daß sie den Träumer nachhaltig beeinflussen und daß ihm deren Dynamik und Kraft sowohl bedeutungsvoll erscheint, wie daß sie ihn geheimnisvoll – numinos, religiös – anmuten. Die archetypischen Bilder spiegeln eben nicht mehr ausschließlich persönliche Erfahrungen wider, sondern auch ein Urwissen und eine Urerfahrung, »die allen Menschen gemeinsam ist«. Solche Träume tauchen insbesondere in kritischen, bedeutsamen Phasen unseres Lebens auf. Sie sind deshalb regelmäßig Begleiter in Prozessen, in denen der Mensch einen unausweichlichen Schritt auf dem Weg seiner Individuation zu gehen hat. Der Notwendigkeit »der Wandlung« und »des Sterben-Müssens« liegt ein »Urbild« zugrunde. Die Seele »weiß« um die zentrale Bedeutung des »Stirb und Werde«, kennt deren Schmerz, wie sie auch Lösungsmöglichkeiten kennt. Die Träume geben dem Suchenden gleichsam einen Schlüssel in die Hand, mit dem er – wenn er nur das dazugehörige Schloß findet und jemanden, der ihn lehrt, den Schlüssel zu handhaben – das »Tor zu einem erfüllteren Leben« zu öffnen vermag.

Aus einer Fülle von über hundert Träumen wählte Elischeba die folgenden fünf Träume aus, von denen sie sagt, daß sie sie als »typische Stirb-und-Werde-Träume« bezeichnen würde. Auf die Träume folgt keine Deutung, statt dessen finden Sie Überlegungen der Träumerin selbst, in denen sie das Traumgeschehen ausfaltet, vertieft und sich weiterentwickeln läßt. Hier erleben wir eine typische spontane Imagination.

19 Fromm, E.: Ebd. S. 111
20 z. B. Williams, S. K.: Durch Traumarbeit zum eigenen Selbst. Die Jung-Senoi-Methode, Interlaken 1984; Faraday, A.: Deine Träume – Schlüssel zur Selbsterkenntnis, Frankfurt 1980; Sanford, J. A.: Gottes vergessene Sprache. Studien aus dem C. G. Jung-Institut XVIII, Zürich 1966

Stirb-und-Werde-Träume

1. Traum: Das junge Mädchen aus dem Wasser

»Ich soll drei neue Sommerkleider bekommen. Ich kann aber nicht nach oben zur Schneiderin, die Treppe ist abgesperrt. Im Treppenhaus liegt eine Leiche, so ein Vater-Typ. Rund um die Leiche ist spurensicherndes Pulver gestreut. Man sieht Spuren, und ich denke, daß es vielleicht auch meine sind. Dann gehe ich auf einer Allee zum Fluß hinunter und sehe zwei Boote. In dem einen sind Leute, die eben eine Leiche ins andere Boot hinübergeschafft haben. Im Traum denke ich: Eben war es doch ein Mann?, und jetzt ist es eine Frau! Sie trägt eine Diakonissen-Tracht. Die Leute erklären mir, daß sie diese Leiche wegschaffen müssen, und das Wasser eigne sich am besten dazu. Dann sehe ich ein junges Mädchen, das ausgerissen war und nun aus dem Wasser auftaucht, ihr Kleid und ihr langes schwarzes Haar kleben an ihr. Sie macht sich ja verdächtig, mit der Leiche etwas zu tun zu haben, denke ich beunruhigt. Das Mädchen läuft zu einem Felsen. Da ist eine Klause. Sie schlüpft hinein und schließt die Türe. Wieder befürchte ich, es könnte ihr etwas passieren, strecke ganz schnell den Kopf durch die Türspalte, um sie aufatmend wieder zu schließen. Ich erwache mit einem intensiven Gefühl von Sicherheit, Wärme und Geborgenheit. Es ist das Gefühl, das mir die Qualität der Felsenhöhle vermittelt hatte: Das junge Mädchen in beglückender Harmonie mit einer alten Frau, die ihr in großer Liebe sagt: Endlich bist du zurückgekommen, ruhe dich nun aus.«

Tagebuchaufzeichnungen zu diesem Traum: »›Es ist jetzt alles in Ordnung‹, ist mein erster Gedanke, und dann: ›eigentlich fehlt nur der Schluß des Märchens: und die gute, weise Frau, die auf die erlöste Prinzessin gewartet hatte, öffnete einen goldenen Schrank und gab ihr neue, schöne Kleider.‹ Doch Ironie beiseite – denn dieser Traum ist nicht nur ein Märchen, er ist auch realistisch und wahr, so sehr wahr, daß man ihn eigentlich gar nicht verstehen darf: Die *Leiche*, dieses Zwitterding von ›Manager-Vater‹ und ›demütiger Dienerin der Kirche‹, liegt mir doch buchstäblich im Weg, und alles dreht sich um die Spurensicherung: Wer ist schuld daran? Sind die andern schuld, bin auch ich schuld? Ich habe ja auch Spuren hinterlassen. Ein Stachel ist diese Vermischung von Mann (mit Hut und Krawatte) und Diakonissin (Macht und Autorität im Kleid der Dienerin). Ich schreibe das, als wäre es nicht *mein* Traum und jene Leiche nicht *meine* Leiche. Helfer haben die Leiche ›ausgebootet‹ – man ›hat mich ausgebootet‹.« Hier folgt eine Reflexion über die Arbeitsunfähigkeit infolge Depression, und sie fährt dann fort: »Wie einfach macht es sich der Traum: ›Versenke das Tote in deinem Leben in der Erlösungskraft des Wassers, und das junge Mädchen wird auferstehen ...‹ Dieses Mädchen aus dem Wasser! – dieses immer schon Gekannte – findet Zuflucht in der Felsenkammer, wo ihr eine Umarmung geschenkt wird, deren Intensität sowohl angst- und leidauslöschend, weil neubelebend und befreiend wirkt: Geborgenheit, Friede, Schutz; Heimgekommen-Sein zur ›Erdmutter‹. Ich spüre das mütterlich-weibliche Element ganz stark – beargwöhne es vorerst ›als etwas, das vielleicht gefährlich ist‹, und erfahre statt dessen Sicherheit, Wärme, Geborgenheit. Beschämt schließe ich die Türe, um das Geheimnis nicht zu stören – welches Geheimnis eigentlich? Das Geheimnis einer guten Mutter, die es trotz aller negativen Hier-und-jetzt-Erfahrung doch gibt? Oder ist es ein Geheimnis, das mit der/dem Toten zusammenhängt: nicht versenkt, sondern errettet? Eines weiß ich (ich weiß nicht, warum ich es weiß): Diese Felsenhöhle ist nur Durchgang – ein Ort zum Ausruhen, um dann weitergehen zu können.«

Nach dieser Traum-Erfahrung malt E. das Bild *Sehnsucht nach Geborgenheit, Ruhe und Friede* (Abb. 6).

2. *Traum: Die Geburt aus der Erde*

»Ich steige auf einen Berg zu einem alten Haus. Auf dem ganzen Weg weine ich – zutiefst erschüttert. Oben angekommen, ›erbreche‹ ich ein Ei. Die Schale bricht sofort auf, und ein junger, königlicher Adler schreitet heraus, direkt auf die Wiese vor dem Haus. Dort bleibt er stehen. Ich gehe näher zu ihm – er ist so schön. Wir schauen uns lange an – dann geht sein Blick an mir vorbei. Ich folge seinem Blick und sehe, wie sich dort drüben die Erde öffnet (wie bei einem Erdbeben), die Schollen brechen, und aus der aufgebrochenen Erde steigt ein Mensch. Ich erschaure und weiß, ›da ist heiliger Boden‹.«

Auszug aus den Tagebuchnotizen: »›Das Heilige‹ läßt mir keine Ruhe – staunend steh ich vor dem Unfaßbaren! Zwar *bin* ich *noch* Weinende und bin voller Trauer und Schmerz! – und nun dieser Traum! Ein Traum, der mir sagt, daß ich ein Ei in mir trage und daß, wenn die Zeit reif ist, ein Wunder geschehen wird, ein ganz großes Wunder! Im Traum war ›heiliger Boden‹. Ich denke an Moses in der Wüste, der seinem Gott im brennenden Dornbusch die Frage stellt: Wer bist Du? Wie Moses bekomme auch ich eine Antwort, eine, die ich noch nicht verstehe: ›Das, was du siehst, ist *die Geburt des neuen Menschen.*‹ Doch noch bin ich in der Wüste – die Wüste *ist jetzt.* Aber auch die Verheißung ist da: der Adler, der königliche, und diese geheimnisvolle Gestalt, die aus der Erde steigt.«

Diese Traum-Erfahrung ist in die Zeichnungen 10 und 11 eingeflossen, gemalt wie eine Vision!

3. *Traum: Das Kind mit dem dritten Auge*

»Ich bin in einer Schule und habe viel zu erledigen. Ich muß so hart arbeiten, daß ich nicht zum Fest der andern gehen kann – es ist ein Maskenball. Auch habe ich keine entsprechenden Kleider, ich sehe mich in einer Küchenschürze. Wie ich träumend denke, ›die sollen ihr Fest haben, ich bleibe an der Arbeit‹, stehe ich im Garten. Ich bin höchst überrascht, denn da, wo bis anhin ein Teich war, ist Erde neu aufgeworfen: Frühlingsblumen und grüne junge Gräser wachsen. Ich stehe davor und staune, plötzlich sehe ich einen Säugling auf der Erde liegen – *ein Knabe.* Jemand hebt ihn auf und legt ihn mir in die Arme. Ungeschickt will ich ihm ein Kleidchen umlegen – wieder hilft *jemand* dabei –, dann liegt das Kind im Bettchen. Ich gehe nochmals hin, um zu schauen, ob es schläft. Es schläft nicht – und ich sehe dann, wie sich ein drittes Auge öffnet (zwischen den beiden andern); ich habe das Gefühl, es schaue mich nur mit diesem Auge an – dann weiß ich nicht mehr, ob ich das Kind anschaue oder ob das Kind mich anschaut. Ich erwache mit einem vibrierenden Gefühl, das ich sogar körperlich erfahre, dem Gefühl, als ob etwas in mir wachsen würde.«

Auszug aus den Tagebuchnotizen (zwei Monate nach dem Traum): »Diesen Kind-Traum habe ich nun schon so lange – immer wieder – meditiert, immer wieder taucht eine neue

Bedeutung auf. Heute: Ich soll nicht zum Maskenball (ich habe allzulange mit einer Maske gelebt), ich soll arbeiten (die Arbeit an und mit mir selber ist in diesen Wochen hart genug!) – Aber dann: dieser aufgefüllte Teich, die neu aufgeworfene Erde, diese Frühlingsblumen (violette Soldanellen sind es), das Kind! – Sind dies nicht alles Symbole für etwas Neues, das sich anbahnt? Das Kind wirkt unheimlich stark auf mich! Noch ungeschickt gehe ich mit ihm um, aber da ist jemand, der mir hilft – JEMAND! Oft in den letzten Träumen begegnet mir dieser JEMAND – mein Innerer Führer? Das *dritte Auge*, das sich öffnet, löst in mir ein fast religiöses Gefühl aus; es ist etwas, was man nicht beschreiben, nicht erklären kann: vielleicht nicht einmal wissen darf, aber etwas, was mir wirklich widerfährt, denn: Es schaut mich an – und ich bin es.«

(Die östliche Mythologie kennt das dritte Auge als Symbol der inneren Schau.)

In diesem Zusammenhang malt die Träumerin jenes Bild, das in eindrücklicher Weise *Durchbruch und Aufbruch* ausdrückt. Auffallend ist *das starke Grün*, die neu grünende Erde in Abb. 24.

4. Traum: Weihnachten, Mensch-Werdung, Gottgeburt

»Ich bin in einem schloßähnlichen Haus – mein Haus? – angekommen und gehe hinein; ich muß durch drei Türen hindurch, dann bin ich in der Schloßkapelle. Ich setze mich hinten auf die Bank. Ich traue meinen Augen nicht: Vor mir ist ein wunderschönes Bild, es nimmt die ganze Kapellenbreite ein, ist wie ein lebendiges Relief: ein lebendes Weihnachtsbild! Dann ist es, als würde das Bild mich hineinziehen – in die Weihnacht hinein. Ich erwache und höre Weihnachtslieder und Glockengeläute, bin unsagbar glücklich.«

Aus den Tagebuchnotizen (etwa eine Woche nach diesem Traum): »Glockengeläut und Weihnachtsmusik begleiten mich in diesen Tagen. Welch ein Bild! Ich versuche es zu malen – aber was sich nicht malen läßt, ist der Glanz, das Lebendige, die Wirklichkeit. Auch nicht die Erfahrung des Hineingerissen-Seins in die Weihnacht – wo ich selber Weihnacht werde. In meiner Seele *ist* Weihnacht geworden: *Menschwerdung, Gottgeburt*! Ja so ist es: Die Nacht läuft in den Tag! Immer schon war es so:

Wenn die Mitte der Nacht erfüllt ist, beginnt der Tag, wenn die Mitte der Nacht durchlaufen ist, *ist* Weihnacht.

Für mich beginnt ein neuer Tag – ein Gott-Mensch-Tag –, und das schönste ist: ich weiß es!«

Das in diesen Tagen gemalte Bild *Weihnachten* ist die Abb. 45.

5. *Traum: Tod und Leben*

»Im Fernsehen wird das Programm unterbrochen – Totenstille tritt ein. Ein Ansager erscheint, er trägt Trauerkleidung. Mit ernster Miene gibt er das Ableben von Dr. X bekannt. Er liest nun etwas vor, wahrscheinlich seinen Lebenslauf, von dem ich aber nichts behalten kann; es ist ja auch nicht wichtig, weil er ja tot ist – auch was über ihn verlesen wird, ist tot und gleichgültig, denke ich im Traum. Statt des Fernsehkastens ist dann ein offenes Fenster, dahinter ist ein riesengroßes Storchennest mit zwei noch jungen Störchen darauf; quicklebendig sind sie. Ich bin ganz überrascht, daß ich diese Störche vorher nie gesehen hatte, die waren ja immer schon da.«

Aus dem Tagebuch (ein Bild ist ins Heft eingeklebt: zwei Störche in einem Nest. Dazu die Notiz): »Ich ahne nur, daß meine Deutung richtig ist: daß der alte hinkende Dr. X gestorben ist. Ich erinnere mich an einen Dr. X: ein salbungsvoller Moralist, eine Karikatur eines Menschen, der dauernd von sich sagte, daß er echt und wahr sei. In meinem Traum ist er gestorben. Feierlich wird sein Tod verkündet, ›und seine Werke folgen ihm nach‹, denn sie sind nicht wichtig! Tot ist, so sagt mein Traum, ›eine Karikatur von Leben‹, tot ist ›mein unechtes Leben‹. Tot! – Und dann *diese Störche*! Diese jungen, vergnügten! Ist der Storch nicht ein Fruchtbarkeitssymbol? *Neues Leben*! O mein Gott, ich platze fast vor Glück und Freude. Was die Störche anzeigen *ist* geschehen, *ist* da: neues Leben! Ich ahne nun, was mir geschieht, oder weiß ich es? Ich spüre in mir eine große Demut, Liebe und Dankbarkeit. Diese Störche sind Frühlingsboten und Glücksbringer – Symbol der Auferstehung, *meiner* ge-glückten Auferstehung.«

Heilung in geistiger Sicht

Wer den inneren Meister findet, der meistert das Leben.

Karlfried Graf v. Dürckheim

Der Ruf nach dem Begleiter

»Auch ich war durch die private Hölle der Depression gegangen, so wie viele andere heute noch immer, und ich wußte ganz tief innen, daß überhaupt keine Hoffnung bestand, die Lösung des Problems in den Berichten und Theorien der medizinischen Forschung zu finden.« So schreibt der Heiler Tom Johanson[1].

In Elischebas Tagebuch lesen wir nach einer ihrer schwersten Krisen: »Ich habe die Hölle bis zum Äußersten durchlaufen, nach dieser Nacht (der letzten des Grauens?) war mir glasklar bewußt: So nicht mehr – die Medikamente helfen nicht weiter –, um leben zu können, muß ich denken und handeln können ...« Und vier Wochen später: »Ich lebe, und mein Denken ist klarer, der Leidensdruck ist zwar noch sehr groß, aber da ist nicht mehr tiefste Verzweiflung. Die Hoffnungslosigkeit ist einem eigenartigen Zustand von ›Licht und Dunkel‹ gewichen und einem Wissen: Ich bin irgendwo angelangt, an einem Ort, wo der Mensch entweder zerbricht oder aufersteht. Noch am Rande des unheimlichen Abgrundes weiß ich ein ganz neues Wissen: Man muß da durch, und auf diesem Weg kann mir kein Psychiater weiterhelfen – auch nicht seine Medikamente. Was dann? Und indem ich diese Frage stelle, erwacht ganz plötzlich ein Wort in meiner Seele, so lebendig, als wäre es nie vorher ausgesprochen worden: Gott – ganz gegenwärtig; Gott, der mich überwältigt. Und ich weiß plötzlich: Durch diese ganze Dunkelheit hindurch war Er immer da – verdunkelt von der Nacht, aber nie ausgelöscht – das Gotteslicht – das Christuslicht! Oh, jetzt einen Menschen finden, der mir hilft, mit diesem anpochenden Geheimnis umzugehen; jetzt einen Menschen finden, der all das versteht, der den Mut hat, zu verstehen! Ich *muß* diesen Menschen finden ...«

1 Johanson, T.: Zuerst heile den Geist, Freiburg 1985, S. 17

Die Wurzel der Depression und deren geistiger Sinn

Wenn es stimmt, daß die meisten Depressionen ihre Wurzeln nicht im physischen Bereich haben, sondern in der Seele, können wir davon ausgehen, daß auch ihre Heilung nicht durch die medizinische Therapie möglich ist. Dieses Wissen war besonders den Mystikern gegenwärtig, denn sie alle hatten auf einer bestimmten Stufe ihrer Entwicklung – während der dunklen Nacht der Seele – ähnliche lähmende Störungen und hatten an einer ebenso schweren seelisch-geistigen Symptomatik zu leiden: Hoffnungslosigkeit, Angst, Schuldgefühle, Gottesferne. Eine solche Depression ist aber eben nicht eine nur physische Krankheit – das wäre zu kurzsichtig –, sondern ist ein besonderer Geisteszustand – ein Zustand zwischen zwei verschiedenen Leben, »im Zwischenreich«, schreibt Elischeba einmal –, der nur ganz allmählich und unter größten Ängsten in einen neuen Bewußtseinszustand übergeht. Die Depression ist unter diesem Blickwinkel das äußere Zeichen eines inneren Prozesses, der von einem drängenden »Hindurchgehen-Müssen« geprägt ist. Das *Hindurchgehen* ist deshalb nie ein Weg zurück, nicht einmal ein Wieder-gesund-Werden, sondern eine geistige Veränderung: das Erreichen einer neuen Lebens- und Entwicklungsstufe.

»Es ist schwer, die richtigen Worte dafür zu finden, was man empfindet ... Ich gebrauche den Ausdruck ›Erleuchtung‹, wenngleich sich das so anhören kann, als hätte der Betreffende die Geheimnisse des Universums entdeckt. Selbstverständlich erklärt der eine oder andere, er habe ein unglaublich schönes Erlebnis gehabt, bei dem ihm ganz plötzlich eine große Wahrheit enthüllt worden sei. So etwas kommt vor, zumindest wird es mir so berichtet, doch die Art der Erleuchtung, von der ich spreche, kommt ganz allmählich und ist nie abgeschlossen. Man merkt, daß man sich in einem Prozeß der Erleuchtung befindet, der sich endlos fortsetzt, bis zu dem Tage, an dem man stirbt. Irgendwann im Verlauf dieses Prozesses merkt man, daß man sich verändert hat.«[2]

2 Rowe, D.: Ich entscheide mich für das Leben, München 1985, S. 246

Diese von der Psychotherapeutin Dorothy Rowe gemachte Feststellung läßt sich vergleichen sowohl mit

– dem christlichen Heilsweg alter und moderner Mystiker (wie Johannes vom Kreuz);
– dem östlichen Erleuchtungsweg, auf dem der Zen-Mönch nach einem langen, asketischen Weg (Meditation, Schweigen, Fasten) vielleicht Satori (= Erleuchtung) erlangt;
– dem Individuationsprozeß, der durch seelische Wandlung und Erneuerung hindurch auf eine neue Ganzheit hindrängt.

Auf diesem Weg gelangt der Mensch eben nicht nur *zu sich selbst* – womit er seiner Bestimmung, der zu werden, der er werden muß, gerecht wird –, sondern er gelangt auch zu Gott. »Man merkt, daß man anders geworden ist«, schreibt Dorothy Rowe. Ich würde sagen: *man weiß es.*

Vor diesem Hintergrund wird verständlich, warum C. G. Jung, gefragt, ob er an Gott glaube, sagen konnte: »Ich glaube nicht, ich weiß, daß es Gott gibt.«

Das Wort »Erleuchtung« taucht auch in Elischebas Notizen auf: »Jenseits des dunklen Tunnels, angekommen im Licht, bin ich selber Licht – Lichtfülle, Lichtgnade – nichts als Licht, und darin: hell und klar die Wahrheit dieser Erleuchtung, dieses Wissen: Ich bin angekommen! Ja, nichts anderes – so einfach, so selbstverständlich: Ich bin angekommen – bin eine ganz andere geworden (oder weiß ich das nur erst seit heute?). Zutiefst erschüttert mich die Erkenntnis: Gott ist *innen*, nicht außen. Gott ist Liebe innen, nicht außen. Und innen, nicht außen ist auch dies geschehen, dies Unaussprechliche – darum ist alles so anders. Oder doch nicht anders? ›Alles hat sich verändert und nichts hat sich verändert‹ – dieses alles und nichts, aufgehoben im Eins-Sein. Jetzt schweigen, anbeten – anbeten, schweigen; es gibt keine Worte mehr ...«

Im Angekommensein jenseits der Depression begegnet uns ein neuer Mensch mit einem neuen, einem anderen Bewußtsein als vorher. Er erfährt etwas, was er sich in seinen kühnsten Gedanken nicht hätte vorstellen können, schon gar nicht während der »dunklen Nacht der Depression«. Er ist in seiner Seele reifer geworden.

Und eben hier liegt die geistige Bedeutung der Depression: wenn man sie nicht als Krankheit und als ein negatives Übel betrachtet, sondern als *spirituellen Reifeweg* oder als *religiösen Heilsweg.* Eine solche Depression ist eine Fügung – Ausdruck eines inneren Gesetzes, das sich erfüllen *muß.*

Der Weg gleicht vor allem dann einer radikalen Umpolung, wenn der Mensch in seiner Art zu leben in eine Sackgasse gelaufen war, zum Beispiel in der Ausrichtung nur noch auf Leistung und Erfolg, im Hängenbleiben in der Tretmühle des Alltags und der Oberflächlichkeit, »im Verlust des Seins zugunsten des Habens« (Erich Fromm[3]). So quälend eine Depression sein mag, sie ist nichtsdestoweniger ein Mittel auf dem Weg zum wirklichen Lebensziel, und *deshalb,* nicht etwa, weil sie *schwer* ist, ist sie Chance und Gnade. *Deshalb* ist das Qualvolle der Depression in den allermeisten Fällen *nicht* die Folge einer körperlichen oder geistigen Erkrankung, sondern Ausdruck von Wachstumsschmerzen des geistigen Kleinkindes auf dem Weg zum Erwachsenwerden.

3 Fromm, E.: Haben und Sein, München 1980

Hilfe auf dem geistigen Weg

Die Bewältigung der Depression ist – so betrachtet – ein Geschehen, das sich sowohl außen wie innen vollziehen muß. Eine zusätzliche Hilfe zu allem, was bisher gesagt wurde, liegt im *Wissen* um diese Zusammenhänge. Dieses Buch möchte Wege aufzeigen, um den verschütteten Zugang zur eigenen Seele, in der ja die Lösung der Probleme verborgen liegt, wiederzufinden, besonders durch das Kernkapitel »Die Kraft aus der Tiefe« und den Bilderzyklus »Weg zur eigenen Seele«.

Das Wesentliche dieses Weges ist, daß er dem Menschen *bewußt* werden kann. Zu diesem Bewußtsein treten noch zwei Dinge hinzu:

– Der Mensch ist *ein Geführter*, und er kann seinen inneren Führer finden.

– Der *innere Weg* ist ihm gegeben nicht als ein Müssen, sondern als Möglichkeit, die er wahrnehmen kann oder nicht.

Der innere Meister

Wenn oben von Erleuchtung gesprochen wurde, kann davon ausgegangen werden, daß diese erst dann eintritt, wenn der Mensch in Kontakt gekommen ist mit dem ihm innewohnenden Licht des Schöpfers selbst, oder – in Anlehnung an K. Graf v. Dürckheim – wenn das verdunkelte Christuslicht befreit werden konnte. Es leuchtet ein, daß ein Mensch nach einem solchen Ereignis anders ist als vorher und anders als vorher auf seine Mitmenschen wirkt. Wir spüren es, wenn wir einem Menschen begegnen, der eine von innen her leuchtende Ausstrahlung hat und so auch ohne Worte bei uns etwas bewirkt.

Der so »erleuchtete« Mensch ist nicht ein »Heiliger«, sondern ein Mensch, durch den »das Heilige« hindurchkommt. Man könnte auch sagen: Er ist ein auf die Kraft Gottes in sich ausgerichteter Mensch, für den das Wort gilt: »Nicht mehr ich lebe, sondern Christus lebt in mir« (Galater, 2, 20). Das ist

Christusverwirklichung im alltäglichen Leben eines Christen im Sinne des Wortes: »Wo zwei oder drei versammelt sind in meinem Namen, da bin ich mitten unter ihnen« (Matthäus 18, 20).

Ein Mensch, der die Anwesenheit Gottes oder Christi in seiner Seele erfährt, nicht mehr nur an sie glaubt, wird nicht nur selbst lebensvoller sein, sondern auch anders und neu in der Nachfolge Christi stehen, in der Weise, daß dieser Christus durch ihn hindurch zu leben und zu wirken vermag.

Dürckheim sagt es so: »Der Meister ist der Weise, in dem das LEBEN nicht nur lebendig ist als die Kraft, die ihn selbst zu einer höheren Stufe des Menschseins verwandelt, sondern zugleich als die Kraft, die ihn befähigt, diese Verwandlung auch in anderen zu entbinden. Der Meister ist nicht nur der homo divinans, sondern auch der homo faber. Im Meister wie im Weisen ist LEBEN als Transzendenz nicht nur innerlich gewußt oder in einem Glauben lebendig, sondern ist in einem Prozeß fortschreitender Bewußtwerdung und Verwandlung gegenwärtig. Im Meister ist das Überweltliche als Erfahrung präsent, im Wissen geklärt und als verwandelnde Kraft am Werk.«[4]

Diese verwandelnde Kraft bewirkt, daß der so durch die Grundnöte menschlichen Daseins Hindurchgegangene offener wird für die Nöte anderer Menschen und darin selbst zum *heilenden Bewirker* wird: »Immer wieder geschieht es, daß der in seiner Wesensverzweiflung um Rat und Hilfe Suchende einen Menschen als Helfer konstelliert, einfach aus der Größe seiner Not und der Kraft seines Fragens. Er erhält eine meisterliche Antwort oder Weisung von jemandem, der gewiß kein Meister ist. In der Tiefe seines Menschseins angerufen, antwortet er aus ihr heraus auf die in Not geratene Tiefe des anderen, ohne viel zu überlegen, und gibt die rechte Antwort; das heißt: Nicht er gibt sie, sie wird ihm eingegeben, und er gibt sie weiter. Die Not des einen und die Bereitschaft des anderen spannte eine geheimnisvolle Saite zwischen ihnen – und ein Dritter führte den Bogen – das gab den erlösenden Klang.«[5]

So kann man sagen, daß das Ziel eines geglückten Durchgangs durch die Depression einer gelungenen Individuation entspricht.

4 Dürckheim, K. Graf: Der Ruf nach dem Meister, München 1983, S. 20
5 Ebd. S. 36

Gerade solche Menschen haben dann die besten Voraussetzungen dafür, aus eigener, wissender Erfahrung andere Menschen durch Leid, Angst und Schmerz hindurchzugeleiten. Weil sie selbst den inneren Meister in sich gefunden haben, sind sie in der Lage, die Bedingungen zu unterstützen, unter denen diese allen Menschen innewohnende Gotteskraft auch in anderen zum Leben erweckt werden kann.

Dazu sagt v. Dürckheim: »Wenn der innere Meister erwacht, ist mit ihm auch schon der innere Schüler erwacht, der weiß, daß er nicht angekommen ist, und beide gibt es nur mit Bezug auf den inneren Weg, auf dem der Meister führt und der Schüler folgt, nicht nur in der Welt, sondern auch in ihm selbst.«[6]

Wer erwacht (erleuchtet) ist, sieht, was er vorher (schlafend) nicht sehen konnte: den *inneren Meister* – die Kraft aus der Tiefe – *und* den *inneren Schüler* – im Annehmen des Weiter-gehen-Müssens als Lernender. Damit ist er auf den *inneren Weg* gelangt.

Der innere Weg

Auf dem inneren Weg ist der Weg schon das Ziel. Es gibt kein Angekommensein, es gibt nur den Prozeß des Weges selbst. »Ich bin der Weg, die Wahrheit und das Leben«, sagt Christus, und »wer diesen Weg geht, gewinnt ewiges Leben« (Johannes 14, 6–7). Darin aber liegt das letzte Ziel, die Erfüllung dieses auf den Tod und über ihn hinaus auf Ewigkeit hin offenen Prozesses: die Heimkehr in des Vaters Haus, die Erfüllung der Heilsgeschichte.

Zum letzten Mal möchte ich das Tagebuch sprechen lassen; auch Elischeba gelangt auf den inneren Weg, den sie von nun an zu gehen hat: »So geschah an mir, was geschrieben steht: die ewige und ewig neue Geschichte des Heils – die Erlösung. Es geschah das Heilswunder, der Anfang dieser ›alles verändernden Geschichte meiner Seele‹. Sie hat mich von Wahrheit zu Wahrheit geführt, bis hin zu diesem Wissen, ›daß wir nur noch Einer sind‹. Oh, dieses Unerhörte, in Gottes Hand zu sein! Ich verbrachte diesen Tag auf einer warmen Sommerwiese; nun neigt er sich. Ich kann nicht länger in dieser stillen Abgeschiedenheit des Wunders verharren – der Alltag ruft mich, der ganz gewöhnliche

6 Dürckheim, K. Graf: Der Ruf nach dem Meister, S. 46

Alltag. Wie auf dem Tabor kann man auch hier keine Hütten bauen, man muß weitergehen, man darf das Licht nicht festhalten. Zu Paulus sagtest du: ›Geh nach Damaskus.‹ Mir sagst du keinen Ort, nur dieses : ›Geh! Geh den Weg und fürchte dich nicht. Ich bin der Weg, und so geht der Weg dich.‹ Amen.«

Diese kurze Betrachtung über den inneren Weg möchte ich abschließen mit der Verheißung Jesu am Abend vor seinem Sterben. Es ist eine Verheißung, die nicht nur den Jüngern gilt, die sich anschicken, in die dunkle Nacht des Ölbergs hineinzugehen. Sie gilt ganz besonders auch den heutigen Menschen, die noch in der Erfahrung der dunklen Nacht – der Depression – stehen, auch vielleicht Ihnen:

»Amen, amen, ich sage euch: Ihr werdet weinen und klagen, aber die Welt wird sich freuen; ihr werdet bekümmert sein, aber euer Kummer wird sich in Freude verwandeln. Wenn die Frau gebären soll, ist sie bekümmert, weil ihre Stunde da ist; aber wenn sie das Kind geboren hat, denkt sie nicht mehr an ihre Not über der Freude, daß ein Mensch zur Welt gekommen ist. So seid auch ihr jetzt bekümmert, aber ich werde euch wiedersehen; dann wird euer Herz sich freuen, und niemand nimmt euch eure Freude« (Johannes 16, 20–22).

Sollte Ihnen heute diese Freude noch versagt sein, so bleibt mir diese Hoffnung, daß Sie sie eines Tages sicher erfahren dürfen – dann, wenn die Zeit dafür gekommen ist. Bis dahin bleibt uns nichts, als den uns zugemessenen Weg weiterzugehen. Auf diesem Weg sind wir Weg-Gefährten, noch nicht Angekommene – keiner von uns; aber die, die schon ein Stück auf diesem Weg vorangekommen sind, helfen den anderen, zu jener Fülle der Freude hinzufinden, aus der heraus Johannes vom Kreuz diesen Gesang dichten konnte:

»Da stand ich denn so ganz versunken,
So hingegeben und entzückt;
All meine Sinne waren trunken,
Besinnungslos sich selbst entrückt.
Jedoch der Geist ward da beglückt
Durch ein Verständnis, ledig der Gedanken
Hoch über alles Wissens Schranken.«[7]

7 Johannes vom Kreuz: Sämtl. Werke, Bd. 5, S. 195

Danksagung

Danken möchte ich all jenen Menschen, die mir geholfen haben, dieses Buch zu verwirklichen. Zunächst

– Frau Hildegunde Wöller, Kreuz Verlag, für ihre Motivation und Begleitung;
– Frau Christa Well für das wache Mitdenken bei der Manuskriptbearbeitung
– und all jenen, die mir ihr Vertrauen geschenkt haben und mich an ihrem Weg teilnehmen ließen, sowie all jenen, die mir selber zu Weggefährten wurden.

Anhang

1. Liste der häufigsten Lebenskrisen und Verlustereignisse. Skala nach Holmes und Rahe

2. Depressions-Selbstbeurteilungsbogen nach Kielholz und Beck und Einschätzungsbeispiel

3. Das helfende Gespräch zur Stützung

4. Suizidrisiko: Fragen an suizidgefährdete Patienten und Verdachtsmomente

Anhang 1

Skala: Lebenskrisen und Verlustereignisse

Nach Th. Holmes und R. Rahe, University of Washington, Seattle: die 43 häufigsten Lebenssituationen, in denen der Mensch mit Veränderung/Verlust konfrontiert wird:

Rang	Art der Krise	Punktzahl
1.	Tod des Ehepartners	100
2.	Scheidung	73
3.	Trennung vom Ehepartner	65
4.	Gefängnisaufenthalt	63
5.	Tod eines nahen Angehörigen	63
6.	Körperverletzung oder Krankheit	53
7.	Heirat	50
8.	Kündigung	47
9.	Versöhnung mit dem Ehepartner	45
10.	Pensionierung	45
11.	Erkrankung eines Familienmitglieds	44
12.	Schwangerschaft	44
13.	Sexuelle Probleme	39
14.	Familienzuwachs	39
15.	Geschäftliche Veränderung	39
16.	Veränderte finanzielle Situation	38
17.	Tod eines engen Freundes	37
18.	Arbeitsplatzwechsel	36
19.	Zunahme oder Abnahme von Ehestreitigkeiten	35
20.	Hypothek über 20000,– DM	31
21.	Fälligkeit einer Hypotheken- oder Darlehensschuld	30
22.	Neue berufliche Aufgaben	29
23.	Auszug von Sohn oder Tochter	29
24.	Schwierigkeiten mit Verwandten	29
25.	Außergewöhnliche eigene Leistung	28
26.	Beginn oder Ende des Berufslebens der Ehefrau	26
27.	Schulanfang oder -abgang	26
28.	Veränderte Lebensbedingungen	25
29.	Veränderte eigene Gewohnheiten	24
30.	Schwierigkeiten mit dem Chef	23
31.	Änderung von Arbeitszeit oder -bedingungen	20
32.	Umzug	20
33.	Schulwechsel	20
34.	Andere Freizeitgestaltung	19
35.	Neue Aufgaben in der Gemeinde	19
36.	Andere gesellschaftliche Kontakte	18
37.	Hypothek oder Darlehen unter 20000,– DM	17
38.	Veränderte Schlafgewohnheiten	16
39.	Zunahme oder Abnahme von Familientreffen	15
40.	Veränderte Eßgewohnheiten	15
41.	Urlaub	13
42.	Weihnachten	12
43.	Ordnungswidrigkeit	11

Auswertung

Addieren Sie die entsprechenden Punktwerte der im vergangenen Jahr Ihnen widerfahrenen Lebensereignisse. Nach Holmes und Rahe stehen Gesamtpunktzahl und Krankheitsrisiko wie folgt in Beziehung:

Krankheitsrisiko	Gesamtpunktzahl
gering	150–200
mittel	225–300
hoch	325–375

Ob ein Mensch erkrankt oder nicht – auch bei einer Risiko-Punktzahl von 300 und mehr – hängt auch von der inneren Haltung, von seiner Veränderungsbereitschaft und einer gelungenen Trauerarbeit ab.

Anhang 2

Depressions-Selbstbeurteilungs-Bogen nach Kielholz und Beck

Kreuzen Sie das für Sie zutreffende Feld an (bei jeder Fragegruppe eine Feststellung)

A	Punkte
Ich bin nicht traurig	0
Es ist mir verleidet, oder: Ich bin traurig	1
Ständig ist es mir verleidet, oder: Ich bin immer traurig und kann nichts dagegen tun	2
Ich bin so traurig oder unglücklich, daß es mir weh tut	2
Ich bin so traurig oder unglücklich, daß ich es nicht mehr aushalten kann	3

B	Punkte
Ich bin nicht besonders pessimistisch oder entmutigt in bezug auf meine Zukunft	0
Ich fühle mich mutlos in bezug auf meine Zukunft	1
Ich glaube, daß ich nichts zu erhoffen habe	2
Ich glaube, daß ich nie mehr aus meinen Sorgen herauskomme	2
Ich habe den Eindruck, daß meine Zukunft hoffnungslos aussieht und daß sich meine Lage nicht bessern wird	3

C	Punkte
Ich habe nicht das Gefühl, versagt zu haben	0
Ich habe das Gefühl, mehr versagt zu haben als andere Leute	1
Ich glaube, ich habe wenig zustande gebracht, was einen Sinn oder Wert hat	2
Wenn ich mein Leben betrachte, sehe ich nichts als Versagen	2
Ich glaube, ich habe komplett versagt	3

D	Punkte
Ich bin nicht besonders unzufrieden	0
Ich langweile mich meistens	1
Ich habe an nichts mehr dieselbe Freude wie früher	1
Überhaupt nichts mehr verschafft mir Befriedigung	2
Ich bin mit allem unzufrieden	3

E	Punkte
Ich fühle mich nicht besonders schuldig	0
Ich empfinde mich sehr oft als schlecht oder wertlos	1
Ich fühle mich schuldig	2
Ich empfinde mich jetzt praktisch immer als schlecht oder wertlos	2
Ich betrachte mich als sehr schlecht oder wertlos	3

F

Ich habe nicht den Eindruck, eine Strafe zu verdienen	0
Ich glaube, daß mir etwas Schlimmes passieren könnte	1
Ich habe den Eindruck, daß ich jetzt oder bald bestraft werde	2
Ich glaube, daß ich es verdiene, bestraft zu werden	3
Ich will bestraft werden	3

G

Ich bin nicht enttäuscht von mir	0
Ich bin enttäuscht von mir	1
Ich habe mich nicht gern	1
Ich kann mich nicht ausstehen	2
Ich hasse mich	3

H

Ich habe nicht den Eindruck, schlechter als andere Leute zu sein	0
Ich achte sehr gut auf meine eigenen Irrtümer oder Fehler	1
Ich mache mir Vorwürfe für alles, was nicht klappt	2
Ich habe den Eindruck, viele schlimme Fehler zu haben	3

I

Ich denke nicht daran, mir etwas anzutun	0
Ich denke manchmal daran, mir etwas anzutun, aber ich werde es nicht tun	1
Ich glaube, ich wäre besser tot	2
Ich habe genaue Pläne, Selbstmord zu machen	2
Ich glaube, für meine Familie wäre es besser, wenn ich tot wäre	2
Ich würde mich töten, wenn ich es könnte	3

K

Ich weine nicht mehr als gewöhnlich	0
Ich weine häufiger als gewöhnlich	1
Ich weine jetzt die ganze Zeit und kann nicht aufhören damit	2
Auch wenn ich es möchte, kann ich jetzt nicht weinen, wie ich es früher tat	3

L

Ich bin nicht gereizter als sonst	0
Ich bin rascher verärgert (oder gereizt) als gewöhnlich	1
Ich bin ständig gereizt	2
Alles, was mich gewöhnlich geärgert hat, berührt mich nicht mehr	3

M

Ich habe das Interesse für andere Leute nicht verloren	0
Ich interessiere mich weniger als gewöhnlich für andere Leute	1
Ich habe fast alles Interesse für andere Leute verloren und wenig Mitgefühl für sie	2
Ich habe alles Interesse für andere Leute verloren, sie sind mir total gleichgültig	3

N

Ich kann mich so leicht entscheiden wie gewöhnlich	0
Ich bin jetzt weniger selbstsicher und versuche, Entscheidungen aus dem Wege zu gehen	1
Ich kann keine Entscheidung mehr treffen, ohne daß man mir dabei hilft	2
Ich kann überhaupt keine Entscheidungen mehr treffen	3

O

Ich habe nicht das Gefühl, schlechter auszusehen als gewöhnlich	0
Ich befürchte, daß ich gealtert oder unvorteilhaft aussehe	1
Ich habe das Gefühl, daß ich zunehmend schlechter und unvorteilhafter aussehe	2
Ich habe den Eindruck, abstoßend zu wirken	3

P

Ich arbeite so leicht wie vorher	0
Es braucht eine zusätzliche Anstrengung, an etwas heranzugehen	1
Ich arbeite nicht mehr so gut wie gewohnt	1
Ich muß mir sehr große Mühe geben, um etwas zu unternehmen	2
Ich bin unfähig, auch nur die kleinste Arbeit zu verrichten	3

Q

Ich schlafe so gut wie gewöhnlich	0
Am Morgen wache ich müder auf als sonst	1
Ich wache ein bis zwei Stunden früher auf als sonst, und ich habe dann Mühe, wieder einzuschlafen	2
Ich wache jeden Morgen sehr früh auf, und ich kann nicht mehr als fünf Stunden schlafen	3

R

Ich habe keine Veränderung in meinen sexuellen Interessen bemerkt	0
Ich interessiere mich weniger als gewöhnlich fürs Sexuelle	1
Ich interessiere mich viel weniger fürs Sexuelle	2
Ich habe jedes Interesse fürs Sexuelle verloren	3

S

Mein Appetit ist nicht schlechter als gewöhnlich	0
Mein Appetit ist nicht so gut wie gewöhnlich	1
Mein Appetit ist jetzt viel schlechter	2
Ich habe überhaupt keinen Appetit mehr	3

T

Ich habe nicht an Gewicht verloren	0
Ich habe mehr als 2 Kilo abgenommen	1
Ich habe mehr als 4 Kilo abgenommen	2
Ich habe mehr als 7 Kilo abgenommen	3

U

Meine Gesundheit beschäftigt mich nicht mehr als gewöhnlich	0
Ich bin sehr mit Unwohlsein und Schmerzen beschäftigt, zum Beispiel mit Bauchweh oder Verstopfung oder mit anderen unangenehmen körperlichen Empfindungen	1
Meine körperlichen Empfindungen beunruhigen mich so sehr, daß es für mich schwierig ist, an etwas anderes zu denken	2
Ich bin von meinen körperlichen Empfindungen vollkommen in Anspruch genommen	3

Summe:

Einschätzungsbeispiel: milde – mäßige Depression

Einschätzung von:		*Punktzahl*
A	Stimmung	2
B	Pessimismus	1
C	Versagen	1
D	Unzufriedenheit	2
E	Schuldgefühle	1
F	Strafbedürfnis	0
G	Selbsthaß	1
H	Selbstanklagen	2
I	Selbstmord-Impulse	2
K	Weinen	2
L	Reizbarkeit	2
M	Soziale Isolierung	2
N	Entschlußunfähigkeit	2
O	Körper-Bild	0
P	Arbeitsunfähigkeit	2
Q	Schlafstörungen	0
R	Libidoverlust	1
S	Appetitverlust	0
T	Gewichtsverlust	0
U	Hypochondrie	0
		–
Total		23

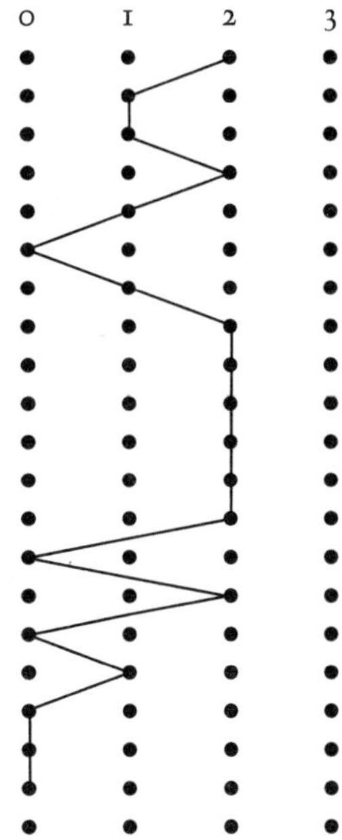

Durchschnittswerte nach BECK		
	Keine Depression	11 Punkte
	Milde Depression	19 Punkte
	Mäßige Depression	25 Punkte
	Schwere Depression	30 Punkte

Anhang 3

Das helfende Gespräch zur Stützung; möglicher Ablauf nach P. Kielholz

1. *„Schale öffnen“:*
   - „Aktives“ Zuhören, ernst nehmen;
   - Verständnis zeigen;
   - Fragen stellen, die das Gefühlsleben des Patienten ansprechen.
2. *Helfen, Situation klar darzustellen und zu erkennen:*
   - Fördern der „Auseinandersetzung mit sich selbst“;
   - Gegenfragen stellen, bis Patient selber klar sieht;
   - Auf paradoxe Kommunikation achten.
3. *Lösungsmöglichkeiten suchen lassen:*
   - Keine Ratschläge, keine Lösungsangebote von außen!
   - Verschiedene Varianten suchen und gegeneinander abwägen lassen;
   - Konsequenzen überdenken lassen.
4. *Patient soll Entscheidung über mögliche Lösung selber treffen.*

Anhang 4

Suizidrisiko nach Prof. P. Kielholz, Basel

Fragen an suizidgefährdete Patienten und Verdachtsmomente:

Fragen an suizidgefährdete Patienten

Suizidalität Haben Sie schon einmal daran gedacht, sich das Leben zu nehmen?

Vorbereitung Wie würden Sie es tun? Haben Sie bereits Vorbereitungen getroffen? (Je konkreter die Vorstellungen, desto größer das Risiko.)

Zwangsgedanken Denken Sie bewußt daran? Oder drängen sich die Gedanken auf, auch wenn Sie es nicht wollen? (Sich passiv aufdrängende Gedanken sind gefährlicher.)

Ankündigung Haben Sie über Ihre Absichten schon mit jemandem gesprochen? (Ankündigungen immer ernst nehmen.)

Einengung Haben sich Ihre Interessen, Gedanken und zwischenmenschlichen Kontakte gegenüber früher eingeschränkt, verringert?

Aggression Haben Sie gegen jemanden Aggressionsgefühle, die Sie gewaltsam unterdrücken? (Derartig unterdrückte Gefühle können sich schließlich gegen die eigene Person richten.)

Verdachtsmomente für Suizidalität

Frühere Suizidversuche
Direkte oder indirekte Suiziddrohungen
Suizid in der Familie oder der Umgebung
Angst-, Schuld-, Insuffiziensgefühle
Berufliche oder finanzielle Schwierigkeiten
Verlust mitmenschlicher Kontakte
Zerrüttete Familienverhältnisse in der Kindheit (broken home)

Das Leiden hinter der schönen Fassade.

Um von der Gesellschaft akzeptiert zu werden, errichten wir eine Fassade, die ein möglichst perfektes Bild von uns geben soll. Dahinter verbergen sich aber oft Gefühle der Sinnlosigkeit und Leere. Jürg Wunderli zeigt, wie der narzißtisch Depressive in kleinen Schritten wieder zu seinen verschütteten Gefühlen zurückfindet und wie langsam die Lebensfreude das Grau der inneren Öde vertreibt und den leeren inneren Raum zu füllen vermag.

Jürg Wunderli
Und innen die große Leere
Die narzißtische Depression und ihre Therapie
144 Seiten, Paperback

Depression im Alter muß nicht sein.

Das Alter ist bei unserer heutigen Lebenserwartung ein sehr langer Abschnitt unseres Lebens geworden. Es lohnt sich, alles daran zu setzen, daß der Reichtum an Erfahrungen, den diese Lebensphase zu bieten hat, auch gelebt werden kann. Die häufig auftretende Altersdepression ist in vielen Fällen heilbar. Nathan Billig erläutert die Anzeichen und Symptome der Depression, Diagnose, Behandlung und eventuelle Nebenwirkungen.

Nathan Billig
Depression im Alter muß nicht sein
Ihre Anzeichen und ihre Behandlung
140 Seiten, Paperback